현대인의 지방과 건강증진 건강교육 지침서

현대인의
지방과 건강증진
건강교육 지침서

초판 1쇄	2018년 11월 23일
2쇄	2019년 07월 19일

지은이	김준희
발행인	김재홍
교정·교열	김진섭

발행처	도서출판 지식공감
등록번호	제396-2012-000018호
주소	경기도 고양시 일산동구 견달산로225번길 112
전화	02-3141-2700
팩스	02-322-3089
홈페이지	www.bookdaum.com

가격	30,000원
ISBN	979-11-5622-405-1 93510

CIP제어번호	CIP2018033640
	이 도서의 국립중앙도서관 출판예정도서목록(CIP)은 서지정보유통지원시스템 홈페이지(http://seoji.nl.go.kr)와 국가자료공동목록시스템(http://www.nl.go.kr/kolisnet)에서 이용하실 수 있습니다.

현대인의

지방과 건강증진
건강교육 지침서

"운동은 오늘날 보건 분야에서 가장 싸게 잘 산 물건이다."

1982년 영국 런던대학교 Jeremy Morris 교수가 한 말이다. 하지만 오늘날 신체활동 부족(Physical inactivity)은 세계인의 사망원인의 4위로 나타나고 있다(WHO, 2009).

급변하는 현대사회에서 오늘날 신체활동, 움직임은 건강한 라이프 스타일을 영유하기 위한 건강교육, 건강증진 삶의 법칙이다. 신체활동, 움직임을 하지 않고 건강증진 수명연장을 하는 것은 불가능하다. 따라서 건강교육은 오늘날 불가피한 교육이 되었다.

건강교육은 체계적인 방법으로 건강증진 과정과 접목되는 중요한 건강 전략으로서 아파서 병원을 찾던 과거와는 달리 예방의학적 측면에서 '건강할 때 신체활동을 하여 건강을 증진시킨다.'는 개념을 가지고 있다.

이처럼 최근 들어 건강교육의 중요성이 강조되는 이유는 건강이라는 개념이 건강증진 중심으로 변화되고 건강소비자 보호 확산으로 대상자들 중심으로 체계의 확립과 건강교육 프로그램이 활성화되면서 현대인들은 자신의 건강에 대한 책임감이 더욱 커지고 있다. 이에 본 저자는 건강증진학적으로 현대인들의 가장 큰 관심사 중 하나인 신체 지방이 건강에 보내는 긍정적 기능과 부정적 위험성에 대해 인식시키고 지방축적 메커니즘을 알기 쉽게 설명하여 이를 건강관리 및 증진 차원에서 어떻게 대처해야 할지 알려주는 길라잡이가 될 것이라 생각한다.

현대인들은 지방을 알아야 건강해진다.

급변하는 현대사회와 다가오는 미래사회 속에서 끊임없이 발달하는 현대 의학과 넘쳐나는 건강 정보에 현대인들은 나날이 건강해질 것이라 기대하지만 꼭 그렇지만 않은 것이 현실이다.

건강에 대한 중요성을 인식하면서도 건강 교육에 대해 소극적이고 건강 증진의 올바른 방법을 이해하기보다는 노출되는 상업적 정보에 의해서만 나의 건강을 맡기고 있는 것이 문제가 되지 않을까?

우리의 신체구조와 건강 상태는 개인별로 각각 다르다. 때문에 전문가에게 정확한 진단을 구하고 나의 건강을 맡기는 것이 보통이지만 본인 스스로가 건강의 중요성을 깨닫고 건강관련 기초지식을 습득해야 나의 건강이 악화되어 발병되기 이전에 나의 건강을 증진시켜 질병의 예방을 좀 더 확실하게 관리할 수 있다.

이 책에서는 신체의 '지방과 건강증진'에 초점을 맞추고 신체지방의 메커니즘과 내장지방과 대사증후군의 위험요인을 이해하기 쉽게 설명하고 지금 당장이라도 실천할 수 있는 건강증진에 대한 지침을 소개한다. 이 책으로 인해 본인 스스로가 나의 건강증진에 관심을 갖고 지방과 건강증진 지침에 대한 올바른 이해와 실천을 하길 바란다.

2018년 9월
김준희

목차

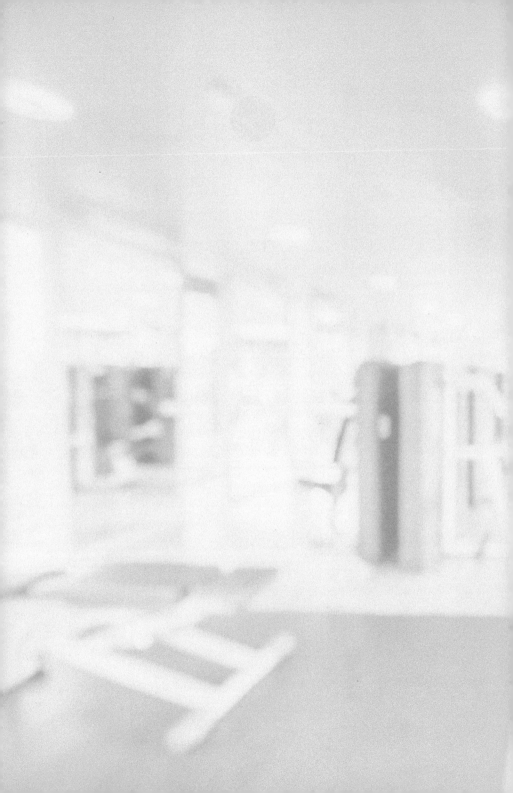

제1장
'지방'과 건강증진

현대인의 지방과 건강증진 건강교육 지침서
health promotion·health education guide

지방이란 무엇일까?

생체 에너지원인 지방과 건강증진

신체에 지방이 너무 많으면 합병증을 일으키고 건강에 악성적 영향을 미친다. 연구결과에 의하면 비만자들은 심장병, 고혈압, 당뇨병, 고혈압, 암, 고지혈증 그리고 기타 질병에 걸릴 확률이 높다고 한다. 비만자들은 적정한 체지방을 지닌 건강한 사람들에 비해 1년에 약 150만 원의 의료비를 더 지출한다는 통계결과가 있다. 반대로 지방이 지나치게 적으면 어떨까? 이 또한 건강에 위험성을 경고하는데 식욕부진증, 섭식장애와 같은 건강상의 문제를 유발시킨다.

우리가 늘 고민하고 있는 신체 지방은 지나치게 많아도 지나치게 적어도 건강에 해롭다. 지방은 건강한 생활을 위한 생체 에너지원으로서 매우 중요한 역할을 하기에 적정한 체지방 유지가 필요하다. 우리는 이제 지방의 메커니즘과 체내에서 어떤 기능적 역할을 담당하는지 등 지방에 관한 기초 지식을 간단히 알아보도록 하겠다.

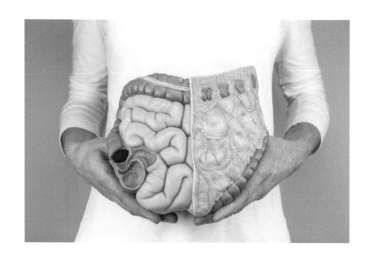

  신체의 지방은 중성지방(트리글리세리드), 지방산, 클레스테롤, 인지질
로 나뉜다. 우리가 흔히 언급하고 다이어트 하려는 것이 바로 중성지
방이다. 쉽게 이해하자면 우리가 즐겨먹는 소고기의 하얀 마블링이
바로 중성지방이다.

  신체의 피하지방과 내장지방 등 하얗게 보이는 지방은 모두 중성지
방인데 대부분의 비중을 차지한다.

  건강상의 위험신호가 왔을 때 조절해야 하는 지방이 바로 이 중성
지방을 일컫는 것이고 사람들이 다이어트를 통해 빼려는 지방이 바로
이 중성지방인 것이다. 지방산이 글리세린과 결합하여 만들어진 것으
로 중성지방은 저장되는 지방이고, 지방산은 사용되는 지방이며, 둘

다 생체 에너지원이다. 신체 내 지방을 통틀어 체지방이라고 하며, 엄밀하게 말하자면 체지방의 대부분이 중성지방이고 축적되는 부위에 따라 '피하지방'과 '내장지방'으로 나뉜다.

마지막으로 콜레스테롤을 설명하면 소고기의 붉은 부분(근육) 속이나 혈액 속에 존재하며 눈으로 볼 수 없다. 콜레스테롤 수치가 지나치게 높을 시 건강상의 문제가 되지만 생명유지에 필수적인 것으로 인지질과 함께 인체 내 약 60조에서 100조 개인 세포와 세포막을 구성하고 성호르몬을 만드는 재료가 되는데 혈액 내 콜레스테롤은 하루 식사로 보통 20~30% 정도 섭취된다. 신체에서는 이보다 훨씬 많은 70~80%의 콜레스테롤이 생성된다. 신체가 음식을 통해 콜레스테롤을 많이 섭취하면 체내에서 콜레스테롤 생성량을 조절한다. 성인의 몸속엔 약 100~150g 정도 분포돼 있다.

신체 '지방'의 기초지식

다음은 지방의 특징에 대한 요약이다.

- **지방:** 지방산과 글리세롤의 합성물로서, 3개의 지방산과 1개의 글리세롤로 이루어진다. 상온에서 고형을 띤다. 단 동물성 지방은 상온에서 고체, 식물성 지방은 상온에서 액체 형태인 점이 다르다. 또한, 동물은 지방을 피부 밑과 근육, 내장 등에 저장하고, 식물은 씨앗에 저장한다.

- **지질:** 지질은 3대 영양소 중에서 가장 많은 열량을 낸다. 지방과 동일하며 유지라고 부르는 모든 것을 포함하며, 일반적으로 동물성은 '지(脂)' 식물성은 '유(油)'라고 한다.

- **지방산:** 지방·지질의 주요 성분으로 에너지로써 사용되나 뇌는 지방산을 에너지원으로 쓰지 않는다. 글리세롤과 결합해 중성지방의 지방·지질 성분이 된다. 포화지방산과 불포화지방산으로 나뉘며, 올레산과 리놀산, EPA(Eicosapentaenoic acid) 등이 있다.

- **중성지방(트리글리세리드):** 지방의 하나로서 지방세포에 축적되며 필요에 따라 분해되어 에너지로 사용된다. 산성도 알칼리성도 아니라서 중성지방이라 부르고 간에서 생성된다.

- **체지방**: 인체에 존재하는 지방으로 체중에서 체지방이 차지하는 비율을 체지방률이라고 하며, 남성의 정상적인 체지방률은 10~20%이며 25% 이상이며 비만으로 간주된다. 여성의 정상적인 체지방률은 18~28%이며 30% 이상이면 비만으로 간주된다.

- **피하지방**: 근육과 피부 사이에 쌓이는 지방으로 엉덩이나 넓적다리 부위에 두껍게 쌓이고 열손상 방지, 충격 흡수, 영양저장소로서의 기능을 한다.

- **내장지방**: 복강 안쪽의 내장 주위와 내장 사이사이에 쌓이는 지방이다. 지나치게 많을 시 합병증의 발병요인이다.

- **콜레스테롤**: 생체 내에서 여러 가지 중요한 역할을 하는 물질이다. 지방의 일종으로서 근육이나 혈액 속에 폭넓게 들어있다. 세포와 세포막의 구성 성분이 되거나 성호르몬과 담즙산(쓸개즙)을 만드는 재료가 된다. 결합하는 단백질의 비중에 따라 저밀도 콜레스테롤(LDL)과 고밀도 콜레스테롤(HDL)로 나뉜다.

- **인지질**: 인을 포함하는 지질의 일종으로 2개의 지방산과 1개의 인산기의 합성물이다. 생체막(세포막)의 주요 구성성분으로서 물에 녹지 않는 중성지방을 물에 녹게 해 혈액 속에 존재하도록 하는 역할을 한다.

지방과 건강

적정한 지방 축적이 건강의 시작점

왜 인간의 몸은 운동과 식사의 밸런스가 조금이라도 잘못되면 쉽게 비만이 되어버리는 것일까? 역사적인 관점에서 보아도 인류의 생존은 지방의 축적과 사용에 따라 이어져 왔음을 알 수 있다. 풀이하자면 인간은 기본적으로 지방을 몸속에 에너지원으로서 저장하는 메커니즘을 갖고 있다는 것이다.

또한, 이를 생존에 맞게 사용하는 시스템을 지니고 있다. 지방은 절연체로 우리 몸이 더위와 추위를 적응하는 데 도움이 되며, 충격 흡수제 역할로서 충격 시 체내의 장기나 뼈를 보호하며, 비타민 전달자로 체내의 지용성 비타민을 용해시켜 세포로 운반하며, 에너지원으로서 우리 몸이 필요로 할 때 사용할 수 있는 축적된 에너지이다.

그러기에 지방은 감소시켜야만 하는 것이 아니라 적정한 수준으로 축적하고 유지하는 것이 건강의 시작점이라 할 수 있는 것이다.

중성지방과
콜레스테롤의 중요성

중성지방 : 신체활력과 노화

　체내 지방에서 특히 중성지방과 콜레스테롤은 흔히 건강의 적신호 또는 생활습관병의 위험요인으로 여겨지고 있다. 그러나 이것은 어디까지나 지나치게 많을 때의 이야기다. 적정한 수준을 유지한다면 체내에 없어서는 안될 필수성분이 바로 중성지방이다.

　먼저 중성지방의 성분부터 살펴보자. 앞에서 언급했듯이 중성지방은 3분자의 지방산과 1분자의 글리세롤이 결합된 합성물로 에너지로 사용되는 지방산 가운데 사용되지 않은 것이 중성지방으로 재합성되어 몸속에 축적되며, 언제라도 사용할 수 있는 에너지원이 되어 생체유지에 이바지한다. 따라서 중성지방이 부족하면 에너지원이 부족한 것으로 이해하면 된다. 때문에 신체의 활력이 사라지고 활동이 둔해지며, 심하면 노화가 진행되기도 한다.

중성지방 : 충격흡수와 체온조절

미디어에서 쉽게 접할 수 있는 이종격투기를 보더라도 체중이 많이 나가는 체급의 선수들은 강력한 펀치에도 여러 차례 견딜 수 있고 체급이 적게 나가는 체급의 선수들은 강력한 펀치 한 방에 다운이 되는 경우를 빈번하게 볼 수 있다.

근육단련의 영향도 있겠지만 중성지방이 피부 밑에 일정량이 쌓임으로써 피하지방의 형태로 쿠션처럼 외부 충격을 완화하고 체내 내장을 보호한다는 것은 확실하다.

일상생활에서 우리가 보았을 때도 얼굴이 창백하고 마른 유형의 사람은 쉽게 질병이 생기고 금방 지치고 그다지 활동적이지 않은 경우가 많다. 건강함의 여부를 떠나 이러한 이유 중 하나가 바로 '중성지방의 많고 적음'이라는 것은 확실하며 피하지방의 형태로 추위를 막아 체온을 일정하게 유지시키는 등의 역할을 한다.

콜레스테롤 : 세포의 구성과 성호르몬 생성

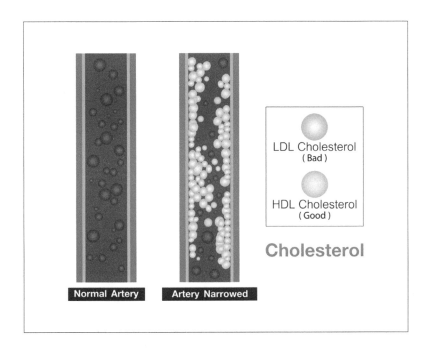

생물체의 기본구조가 세포라는 단위로 이루어졌다는 사실은 일찍이 독일의 식물학자 슐라이덴(Schleiden)과 독일의 생물학자 슈반(Schwann)에 의하여 주장되었으며, 그들은 세포가 구조상의 단위에서 나아가 기능상의 단위임을 강조했다.

모든 세포는 세포막, 세포질, 핵으로 구성되어 있으며 특히 세포막은 물질운반, 세포 내외의 전해질 조성 유지, 내부 항상성, 화학반응 촉진, 세포의 결합상태 유지, 세포의 모양과 형태유지 등의 역할을 담당하며 콜레스테롤은 이렇게 중요한 세포막을 튼튼하게 형성하는 재료가 된다. 사람의 몸이 약 60조에서 100조 개에 이르는 세포로 구성되어 있다는 것을 감안하면 콜레스테롤의 역할의 중요성은 매우 크다고 할 수 있다.

또한 콜레스테롤은 남성 호르몬이나 여성 호르몬 같은 성호르몬과 부신피질자극 호르몬 등의 재료가 된다. 이러한 호르몬들은 모두 몸과 마음이 활력 있게 하는 데 꼭 필요하기 때문에 부족해지면 무기력해지고 노화의 원인이 된다.

콜레스테롤은 원래 그리스어의 '콜레(Chole-: 담즙)'와 '스테레오스(Stereos: 고형물)'의 합성어로, 그 어원처럼 담석의 성분에서 최초로 발견되었다. 담즙은 간에서 합성되는 물질로, 여기에 들어 있는 담즙산은 지방을 유화시켜 소화되기 쉽게 하도록 하며, 우리 몸이 비타민을 흡수하는 데도 큰 역할을 한다. 콜레스테롤은 이 담즙산을 만드는 재료로 사용되므로 콜레스테롤도 사실은 중요한 역할을 담당하고 있는 것이다.

탄수화물과 중성지방

지방(지질)의 바른 이해

현대인들은 과거 어느 때보다 건강에 관심이 많고 지나치게 과민한 것도 사실이다. 특히 자동화 시스템의 영향은 현대인에게 좌업 생활과 신체활동의 부족을 가져다주었고, 현대사회의 몸짱과 다이어트 열풍으로 사람들은 지방(지질)의 과잉 섭취에 지나치게 과민해지고 그 경계심이 확대되었다. 앞에서 언급되었듯 적절하게 유지하는 것이라면 바람직하지만, 극단적으로 지방 섭취를 줄이면 오히려 건강에 역효과가 나니 반드시 주의가 필요하다.

지질은 분명 많이 먹으면 비만이나 생활습관병의 원인이 된다는 것은 분명한 사실이다. 3대 영양소의 1g당 에너지량을 비교해도 단백질과 탄수화물이 4kcal인 데 비해 지질은 9kcal나 된다. 그렇다면 지질의 섭취량을 극단적으로 줄이는 게 옳은 것일까? 결코 아니다. 앞에서도 언급하였듯 지질의 일종인 악명 높은 중성지방과 콜레스테롤도 건강의 항상성을 유지하기 위한 중요한 기능을 한다.

탄수화물과 중성지방

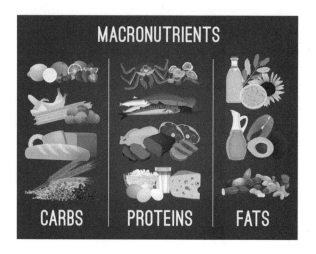

유지류를 지나치게 경계해서 기름을 사용해 만드는 요리를 입에 대지 않는 사람들이 있다. 하지만 그래서는 지질이 중요한 기능을 할 수 없게 될 뿐 아니라 샐러드유 등에 들어 있는 비타민 E의 섭취량도 부족해진다. 비타민 E는 회춘 비타민으로 유명한데 활성산소를 없애는 항산화력이 매우 높은 영양소로 비타민 E가 부족하면 피부가 거칠해지는 등 노화가 촉진된다.

우리가 절대 오해하면 안 되는 것이 바로 지질의 섭취량을 줄여도 내장에 쌓인 중성지방은 줄어들지 않는다는 점이다. 중성지방을 증가시키는 원인은 지질이 아니라 주로 탄수화물이다. 그러므로 지질에 대한 편견을 버리고 탄수화물에 대해 정확히 이해하는 것이 중요하다.

칼로리란 무엇일까?

칼로리 = 에너지량

19세기 미국의 농화학자 윌버 애트워터(Wilbur Atwater, 1844~1907)는 빈곤한 노동자가 최저 비용으로 필요한 열량을 섭취할 방법을 찾기 위해 약 1,000가지 식품에 포함된 칼로리를 계산했다. 비행기가 날기 위해 연료가 필요하듯 애트워터는 식품을 생체활동의 연료로 생각하고 음식물의 영양소가 우리 몸에서 단백질과 탄수화물은 1g당 4kcal, 지방은 1g당 9kcal의 에너지를 발생하는 것으로 계산했다.

음식물이 만들어내는 에너지량은 열로 측정되는데, 즉 칼로리는 열량의 단위로서 칼로리의 어원은 라틴어로 '열'을 뜻하는 라틴어 'Calor(칼로르)'이다. 또한 물 1g의 온도를 1℃만큼 올리는 데 필요한 에너지를 1칼로리(cal)라고 한다. 영양학의 관점에서 칼로리는 음식물의 영양가를 환산해 열량으로 나타낸 단위를 말한다. 즉 에너지량이 열량이고 영양섭취량이고 칼로리로 종합된다. 이를 잘 이해해야 지방과 건강증진의 지침을 잘 수행할 수 있다.

1칼로리는 물 1g을 1℃ 높이는 데 필요한 열량

음식물을 에너지원으로서 과학적으로 생각하게 된 시기는 18세기 말이다. 이후 여러 가지 방법으로 식품이 만들어내는 열량, 즉 에너지량을 측정해왔다. 식품이 열을 만들어내려면 체내로 들어간 음식물이 연소되어야 한다. 연소라고 해서 불꽃이나 연기를 내며 타는 것은 아니지만, 화학적으로 보면 식품은 틀림없이 '연소'된다. 좀 더 화학적으로 말하자면 식품은 몸속에서 '산화 분배'된다고 표현하는 것이 적절할 것이다.

에너지량 1칼로리는 순수한 물 1g을 1℃(정확히는 16.5℃를 17.5℃로) 상승시키는 데 필요한 열량을 말하며, 일반적으로는 이것을 1,000배로 해서 '킬로칼로리(Kcal)'라는 단위로 사용한다. 이렇게 사람에게 필요한 에너지량은 과학적인 개념으로 계산한다.

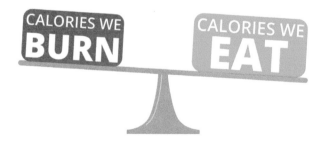

체내 지방의 축적과정

포도당과 중성지방

우리의 주식인 흰 쌀밥과 간식으로 즐겨 먹는 빵은 각각 곡류와 밀가루이다. 이것들은 탄수화물이 주성분이며 체내의 주 에너지원이다. 탄수화물은 C, O, H의 3원소로 이루어진 화합물인데 단당류, 이당류, 다당류로 분류되며 가장 기본단위는 단당류이다.

탄수화물은 1mg당 4Cal의 열량을 내며 99%의 소화흡수율로 거의 전부 흡수될 뿐만 아니라 에너지로 발생할 때까지의 과정이 짧기 때문에 영양소로서 매우 중요하다. 신체구성에 따라 다르지만 성인 기준으로 하루에 250~500mg의 탄수화물 섭취가 권장된다.

곡류, 밀가루, 과일 등에 많이 들어있는 탄수화물은 몸속에서 포도당(Glucose)이 되며, 간장에서 혈액으로 운반된 후 체내의 에너지원이 된다. 여기에서 포도당이 혈액으로 운반된다고 언급하였는데 바로 당뇨병의 지표가 되는 혈당치는 혈액 속에 들어 있는 포도당의 양이다.

혈액 속에 포도당의 양이 많으면 췌장에서 인슐린이라는 호르몬이 분비된다. 인슐린은 포도당을 몸속의 세포에 집어넣어 에너지로 활용하게 된다. 또 남은 포도당이 에너지원으로 우선적으로 이용되기 때문에 지방은 상대적으로 축적된다.

그러므로 탄수화물의 과한 섭취는 결과적으로 지방의 축적을 야기시키는 것이다.

지방의 축적 이유

신체의 에너지 사용과 저장이 밸런스를 맞춘다면 문제 될 부분은 없다. 한 가지에 치우쳤을 때 문제가 발생한다고 보면 되는데 특히 현대인들의 경우, 기계화된 사회구조로 인해 좌업생활과 신체활동 부족 그리고 여기에 과식에 따른 영양 과다섭취로 에너지의 연소가 감소되고 축적이 증가하는데 바로 이것이 체내 지방 축적의 원인이라 할 수 있다.

또한 신체활동 부족과 영양 과다섭취는 체내 인슐린 저항성(Insulin Resistance, IR)을 초래해 인슐린 기능을 감소시켜 체지방의 축적을 촉진한다. 신체활동 부족, 과다한 영양섭취, 인슐린의 기능 저하 이 3가지가 합쳐진다면 체내 지방의 축적은 심각하게 쌓일 것이다.

지방세포

지방세포와 비만

식사로 섭취된 탄수화물과 지질 등의 영양은 인슐린의 활동을 통해 에너지로 연소되며 남은 것은 중성지방으로 합성되어 몸속에 축적되는데, 그 중성지방이 축적되는 곳이 '지방세포'다.

개인차는 있지만 일반적으로 지방세포의 수는 성인의 경우 250~300억 개이며 온몸에 분포한다. 최근 들어 지방세포에 관한 연구가 급속히 진행되고 있는데, 그 결과 지금까지 상식으로 여겨지던 것들이 잇따라 뒤떨어지고 있다.

과거에는 지방세포가 지방을 축적해야 하는 필요성에 따라 처음부터 일정한 수가 정해져 있으며, 늘어나거나 줄어들지 않는다고 생각했었다. 따라서 지방이 증가하는 것은 지방세포의 수가 늘어나는 것이 아니라 지방세포 하나하나가 비대화되어 축적되는 지방의 양이 늘어나는 것이라 생각했다. 실제로 비만으로 고민하는 사람의 지방세포를 보면 놀랍게도 쌀알 크기 정도로 비대화된 것을 볼 수 있다.

그러나 최근 연구에서 지방세포의 수는 일정하지 않으며 지방이 증가하면 세포 분열을 일으켜 점점 그 수를 늘린다는 사실이 밝혀졌다. 탄수화물이나 지질을 과다 섭취해 체지방이 늘어나면 지방세포에 지방이 축적되기 시작한다. 이것이 일정한 수준에서 멈추면 문제가 없지만, 축적이 멈추지 않아 세포 안에 다 들어가지 못하면 세포가 분열되어 새로운 지방세포를 만들어낸다. 계속 늘어나는 지방을 수용하기 위해 새로운 지방 저장고가 만들어지는데, 이것이 계속된 결과가 비만이다.

반대로, 지방의 축적이 감소하면 지방세포는 분열을 멈추며 세포의 수도 감소하기 시작한다. 최근까지는 일단 지방세포의 수가 증가하면 원래 수준으로 돌아가지 않는다고 생각했지만, 이 학설이 부정되고 세포의 수도 줄일 수 있다는 사실이 과학적으로 증명된 것이다. 즉, 불규칙한 생활습관 등이 원인이 되어 일시적으로 비만해진 사람도 지방의 축적을 줄이면 다시 건강한 체형으로 돌아갈 수 있다는 것이다.

현대인의 지방과 건강증진 교육지침서

비만 예방의 중요성

Hypertrophy(지방세포의 비대)해지는 것은 어떤 경우일까? 이것은 비만이 상당히 진행된 결과 세포가 더 이상의 Hyperplasia(지방세포의 분열)의 힘을 잃는 경우로 생각된다. 이것을 정상 상태로 회복하려면 더 많은 시간과 노력이 필요하기 때문에 사전에 건강관리를 잘해서 비만을 예방해야 하는 것이다.

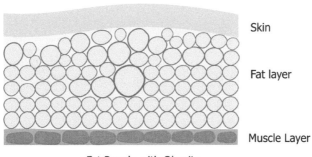

Fat People with Obesity

지방세포와 호르몬

식사와 인슐린 분비시점

우리는 '음식을 빨리 먹는 사람은 비만이 되기 쉬워!'라는 말을 많이 들어봤다. 뇌의 시상하부는 매우 고차원적인 기능을 하는 기관으로 여기에는 '섭식중추'가 있다. 섭식중추는 쉽게 말해 식욕을 조절하는 기관이다. 이 중 포만중추에 신호가 전달되며 '그만 먹어.'라는 명령을 내리기에 우리는 먹기를 중단한다.

이 명령을 내리는 역할을 하는 것이 호르몬 중에서 주요하게 볼 것이 바로 인슐린이다. 인슐린은 혈당치를 조절하는 중요한 호르몬이기에 식사가 진행되어 분비량이 늘어나면 포만중추에 작용해 섭식 억제 시스템을 자극한다. 이 자극이 잘 전달되지 않으면 아무리 먹어도 포만감을 느끼지 못하기 때문에 계속해서 음식을 먹게 된다.

인슐린은 식사를 시작한 지 15분 정도 지난 뒤부터 분비가 왕성해진다. 따라서 음식을 빨리 먹는 사람은 포만중추가 자극되기 이전에 음식을 잔뜩 먹게 되고 항상 과식을 하게 되기 때문에 비만의 걸릴 확률이 높아진다.

현대인의 지방과 건강증진 교육지침서

유리지방산과 섭식중추

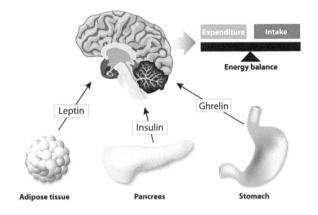

인슐린의 분비가 잦아들고 운동이나 일 등으로 몸을 움직이면 지방세포 안에 축적되었던 중성지방이 분해되어 혈액 속에 유리지방산이 방출된다. 유리지방산은 운동 등으로 지방세포가 분해되어 혈액 속으로 들어가며 에너지로 사용되는 지방산으로, 뇌 속의 '섭식중추'를 자극하여 배고픔을 느끼게 하고 식욕을 높인다.

또한, 지방을 저장한 지방세포는 포만중추를 자극하는 호르몬을 분비한다. 보통 렙틴(leptin)이라고 부르는 이 호르몬은 남녀 모두 체지방률이 25%를 넘으면 분비가 왕성해지는데, 통계적으로 렙틴 농도의 남녀 평균치(6mg/ml)가 체지방률의 25% 수준에 해당한다는 것이 확인되었다. 즉 렙틴의 농도가 평균치보다 높으면 지방세포가 많은 것이고 이는 비만의 위험신호로서 비만 정도를 나타내는 지표로도 사용된다.

지방세포와
사이토카인

아디포사이토카인의 긍정적 기능

　지방세포는 인체 최대의 내분비 장기라고 할 만큼 다양한 생리활성 물질(아디포사이토카인)을 분비한다. 즉, 단순히 지방 저장창고만이 아니라는 점이다. 앞에서 언급한 렙틴도 그중 하나이며, 렙틴 이상으로 인슐린의 활동이나 동맥경화 진행에 영향을 끼치는 아디포사이토카인(Adipocytokine)의 존재가 확인되었고 각종 대사증후군 예방의 하나로 손꼽힌다.

　그중에서도 가장 큰 주목을 받는 것은 '아디포넥틴(Adiponectin)'이다. '아디포(Adipo)'는 '지방세포', '넥틴(Nectin)'은 '끈적끈적한 물질'이라는 의미를 가진, 아디포사이토카인의 일종이다.

아디포넥틴의 긍정적 기능

아이포넥틴은 이른바 '양성' 아디포사이토카인이다. 이는 인슐린 저항성을 개선하고 혈압과 중성지방, 혈당치 등을 낮추는 작용을 하는데, 혈관 속을 흐르면서 상처 난 혈관벽을 수복하는 작용도 한다. 그야말로 경이적이라 할 수 있을 정도의 활동을 하는 물질로, 이를 몸속에서 증가시킬 수만 있다면 비만이나 동맥경화를 억제하고 심장병 등의 각종 대사증후군을 크게 줄일 수 있을 것으로 기대하고 있다.

중요한 것은 아디포사이토카인은 작은 지방세포에서 활발히 분비된다. 다시 말해, 비만에 걸리면 아디포사이토카인은 그 분비량이 감소되므로 아디포사이토카인이 활발히 활동하도록 하기 위해서라도 비만을 예방하고 건강을 증진시켜야 한다.

악성 사이토카인

아디포사이토카인에는 인슐린의 저항성을 높이고 혈관 속에 혈전을 쉽게 만들며 혈관을 좁히는 작용을 하는 'PAI-I', 'HB-EGF', 'INF-α' 등도 있다. 이들 악성 사이토카인은 동맥경화나 당뇨병을 촉진하는 주요 요인이라 할 수 있는데, 비대해진 지방세포에서 분비된다.

즉 비만인 사람에게서 활발히 분비되며, 더 자세히 말하자면 내장지방이 많은 사람일수록 더 많이 분비된다. 이로써 비만이 각종 대사증후군을 일으키는 원인이라는 사실이 지방세포의 분비물에서도 증명된다. 그러므로 내장지방 축적형 비만은 만병의 근원이며, 악성 사이토카인이 그 원인이다.

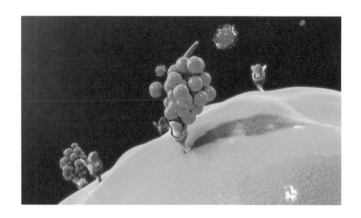

비만의 유형

'서양배형'과 '사과형'

사람은 생활습관, 체질, 유전 등에 따라 지방세포가 많은 부위가 다른데, 비만의 유형은 지방이 많은 붙은 부위에 따라 크게 '서양배형'과 '사과형', 이 두 가지로 나뉜다.

이 중 서양배형 비만은 몸 둘레의 하부 밑에 지방이 쌓이는 유형으로 대부분은 엉덩이에서 넓적다리에 걸친 하반신에 지방이 붙는다. 주로 여성에게 많고 생활습관병의 우려가 적은 이른바 양성 비만이다.

문제는 사과형 비만이다. 배만 볼록 나온 상반신 비만인 사과형은, 내장지방형 비만일 가능성이 높고 주로 남성에게서 많이 볼 수 있다. 내장지방형 비만은 뱃속 내장 주위, 특히 장 주변과 장간막 등에 지방이 축적되어 생활습관병을 일으키기 쉽다.

비만학회에서는 허리둘레에 살이 찌는 복부비만 환자는 질병 위험이 훨씬 높다고 말한다. 대한비만학회가 중년남성 2만 7,000명, 중년여성 3만 명을 대상으로 진행한 조사에 따르면 허리둘레가 10% 늘어나면 사망위험이 1.5배 증가한다고 발표했다.

내장지방 메커니즘

내장지방의 축적

내장지방은 왜 축적될까? 주변을 보면 살이 쉽게 찌는 사람이 있다. 분명 지방이 붙는 데는 개인차가 있다. 각종 요인이 복합적으로 작용하기 때문인데, 현재로써는 의학적으로 진짜 원인인지 판단하기 어렵다.

다만, 우리가 주의해야 할 것은 내장지방이 피하지방에 비해 분해와 합성이 빠르다는 특징이 있어 축적되기 쉽지만, 그와 반대로 연소시키기도 쉽다는 것이다. 이 말은 본인의 생활습관에 따라 살이 순식간에 찔 수도 있고 빠질 수도 있다는 것이다.

실제로 비만인 사람들은 공통적으로 과식과 운동 부족 요인으로 꼽힌다. 앞에서 살펴봤듯이, 섭취한 에너지량이 운동 등으로 소비되는 에너지량보다 많으면 에너지가 지방이 되어 몸속의 지방세포에 축적된다. 산술적으로 과식과 운동 부족이 계속되면 계속되는 플러스 작용으로 내장지방이 쉽게 축적되는 것은 당연한 결과이다.

현대인의 생활습관과 내장지방

　현대인의 잦은 패스트푸드 편식섭취, 튀김이나 육류 등의 지질, 면류나 베이커리 등의 탄수화물, 초콜릿이나 과일 등의 당분이 많은 식품을 과다 섭취하거나 취침 전 야식을 즐기는 잘못된 식습관은 지방의 축적을 촉진시킨다.

　기계화된 사회구조로 현대인들은 하루 대부분을 컴퓨터에 앉아 있는 등 일하면서 신체의 움직임이 없는 것도 큰 문제다. 하루의 대부분을 신체활동 없이 영양만 섭취한다면 지방의 연소는 절대 기대할 수 없다. 이러한 반복된 생활습관은 내장지방의 축적과 대사증후군을 초래한다.

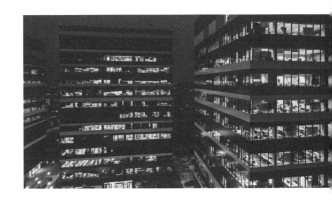

내장지방이 쌓이는
생활습관

운동부족과 잘못된 식습관

  신체활동 부족, 좌업생활, 영양 과다섭취 등 기계화된 사회구조와 바쁜 일상 속에서 현대인의 생활습관은 점점 지방이 쌓이게 되는 결과를 낳고 있다.

  가장 큰 요인은 무엇일까? 바로 운동과 식사이다.

  첫째로, 운동 부족은 중요한 요인이다. 기계화된 사회구조 속에서 컴퓨터를 사용하는 사무직 종사자가 많으며, 밤늦게까지 야근을 하는 직장도 드물지 않다. 이는 스트레스와 피로를 축적시키고 휴일에 활동 없이 종일 집에서 누워서 쉬는 사람들을 만들고 있다. 이러한 운동이 부족한 삶은 지방의 축적을 크게 증가시킨다.

  두 번째는 바로 식사이다. 한 언론기관의 조사에 따르면 직장인들의 33% 이상이 아침을 거르고 밤늦게 음식을 먹는 불규칙한 식습관을 갖고 있다고 했다. 아침식사를 거르는 것은 당뇨병 발병 확률을 높일 뿐만 아니라 내장지방을 쌓이게 하며, 아침 식사를 거르면 그다음 식사에서 폭식하는 경우가 발생한다. 또한, 직장인들이 퇴근 이후 밤늦게 칼로리가 높은 음식을 먹으면 소화와 연소가 진행되지 않아 지방 축적이 빨라진다.

앞에서 언급했듯 이러한 운동부족과 잘못된 식습관 생활을 하는 대부분의 현대인은 나도 모르게 지방축적이라는 위험한 생활을 반복하고 있는 셈이다.

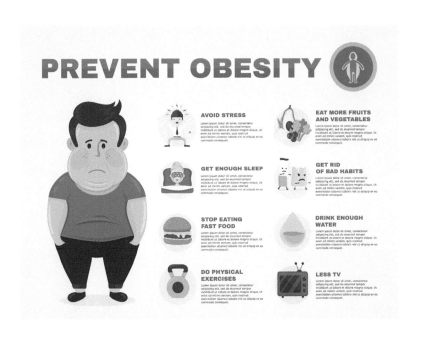

기초대사와 지방

기초대사

지방 축적을 좌우하는 요인 중 '대사(Metabolism)'는 가장 중요한 요인이다. 이것은 신체가 에너지를 사용하는 것을 가리키는 말로, 에너지를 사용하는 힘이 강한 상태를 '대사가 높다.' 에너지를 사용하는 힘이 약한 상태를 '대사가 낮다.'고 한다.

대사는 크게 기초대사, 생활활동대사, 식사 유도성 열 대사(DIT)로 나눌 수 있다. 이 세 가지 중에서 가장 에너지 소비량이 많은 것은 단연 기초대사이다. 전체 대사의 60~70%를 차지한다. 호흡하거나 잠을 잘 때도 에너지가 소비되는데, 이와 같이 생명을 유지하는 데 꼭 필요한 대사가 기초대사다. 건강증진의 개념에서 기초대사를 높이는 것은 일정 부분에서 상관관계가 있다.

대사저하와 중노년

　기초대사란 단순히 말하자면 생명 활동에 요구되는 에너지의 양을 의미한다. 이 에너지는 칼로리 단위로 측정된다. 신체구조에 따라 기초대사량은 사람마다 각각 다르기에 완전한 휴식을 취하는 상태라도 기초대사가 높은 사람들은 낮은 사람들에 비해 더 많은 칼로리를 소모한다. 근육의 양에 따라 소모되는 에너지의 양이 다르기 때문이다. 기초대사량은 유전, 연령, 성숙도에도 영향을 받는다. 그러기에 출생 후 급속히 증가하는데, 남녀 모두 25세 전후로 정점을 맞이하며 그 후에는 서서히 저하된다. 50세 전후의 하루 기초대사량은 정점일 때와 비교했을 때 남녀 모두 평균 200~300kcal 정도 저하된다. 이것은 노화에 따라 활동성이 줄어들게 되고 체내 근육량이 감소하기 때문이다. 이에 따라 기초대사량도 감소한다. 그러나 사람들은 대부분 중노년이 되어 기초대사량이 저하되어도 이를 깨닫지 못하고 예전과 똑같은 식생활을 계속한다. 따라서 섭취하는 에너지량은 산술적으로 계속 플러스가 도며, 그 결과 몸속에는 지방이 축적된다. 건강증진과는 반대되는 방향이다.

대사량은 항상 변한다

    신진대사의 종류에는 크게 기초대사량, 식사 유도성 열 대사량, 생활활동 대사량 3가지가 있다. 앞에서 언급한 기초대사량은 제하고 눈여겨 볼 것이 바로 '식사 유도성 열 대사'이다. 식사 유도성 열 대사는 쉽게 말해 음식을 섭취하는 것도 에너지 소비라는 것이다. 일반적으로 음식을 먹으면 에너지를 저장한다고만 생각하기 쉬운데, 반대로 보면 음식을 먹는 행위 자체도 체내에 열을 발생시켜 에너지를 소비하는 것이다. 놀랍게도 이 비율이 전체 대사의 10% 전후를 차지한다.

    대사는 혈압과 마찬가지로 항상 변한다. 의자에 앉아 있을 때의 대사량은 누워 있을 때에 비해 약 100kcal나 높다는 데이터도 있다. 그러므로 일상에서 몸을 움직임으로써 대사를 높여 에너지를 연소시키려는 노력이 중요하다.

    활발한 신체활동은 대사를 촉진시키고, 건강증진과 불필요한 지방의 축적을 막는다.

식사습관

지방이 쌓이는 원인에는 크게 잘못된 식사와 운동부족을 들 수 있다. 그중 잘못된 식사란 보통 과식을 말하는데 과식이라고 해도 채소나 해조류를 많이 먹는 것은 문제가 되지 않는다. 문제는 에너지량이 많은 고칼로리의 식품을 대량으로 섭취하는 것이다. 신체활동이 거의 없거나 일상에서 충분한 운동을 하지 않는 사람이 에너지 사용대비 많은 양의 고칼로리 식사를 계속한다면 내장지방이 축적될 위험은 극단적으로 높아진다.

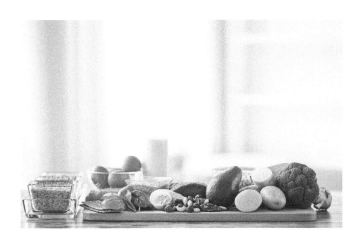

지질의 섭취

흔히 식단 조절을 할 때 지질의 과잉섭취에 주의한다. 지질의 에너지량은 단백질과 당질의 두 배가 넘는 1g당 약 9kcal다. 그러므로 지질의 과잉섭취는 에너지 과다로 직결되며 체지방, 특히 내장지방의 축적을 촉진한다.

현대인의 식생활은 각종 패스트푸드의 영향으로 지질의 섭취량도 급격히 증가하고 있다. 음식을 먹음으로써 섭취하는 전체 에너지 중에서 지방 에너지가 차지하는 비율은 최근 30년 사이에 3배 가까이 증가했다고 한다.

지질 중에서도 특히 주의해야 할 것은 동물성 지질이다. 식물성 지질에 비해 동물성 지질은 소나 돼지 등의 고기에 들어 있고 중성지방이나 저밀도 콜레스테롤을 증가시켜 동맥경화를 촉진하는 주요인이다.

당질의 섭취

중성지방을 줄여 건강한 신체조건을 완성시키기 위해서는 지질보다는 당질의 섭취를 삼가는 것이 우선적이다.

당질에는 크게 세 종류가 있는데 각각 특성이 있으며, 식품에 따라 들어 있는 당질의 종류가 다르다.

- **단당류:** 탄수화물이 가수분해에 의해 더 이상 간단히 분해되지 않는 당질의 최소 단위로 포도당, 과당 등이 있다. 최소 단위이기 때문에 몸속에서 빠르게 흡수되며, 간에서 지질과 하나가 되어 중성지방으로 변화되기 쉬울 뿐 아니라 혈당치의 급격한 상승을 초래한다.

- **이당류:** 식품에 함유되어 있는 이당류는 당이 2분자 결합한 것으로, 사탕수수에 많이 들어있는 자당(포도당과 과당이 결합한 것) 등이 있다. 단당류와 마찬가지로 체내에 직접 흡수가 되어 에너지원이 된다.

- **다당류:** 당이 세 개 이상 결합한 것으로, 다당류의 종류에는 전분, 호당당분, 섬유소, 이눌린 등이 있다. 쉽게 말해 곡물이나 감자류에 들어 있는 것이 전분이다. 효소가 분해하는 데 시간이 걸려서 체내 흡수가 느리며, 단당류보다 중성지방으로 잘 변하지 않고 혈당치의 급격한 상승도 일으키지 않는다.

이상에서 알 수 있듯이 복부비만의 원흉인 중성지방을 줄이려면 단당류와 이당류가 들어 있는 음식, 예를 들어 초콜릿, 케이크, 아이스크림, 과일 같은 단 음식은 피하는 것이 우선적이다.

운동하는 습관

식사뿐 아니라 음주나 운동 그리고 일상적인 생활습관, 나아가서 스트레스 등도 지방이 쌓이는 주요 요인이다.

제일 중요한 요인인 신체활동 및 운동부족은 교통수단의 발달, 기계화된 사회구조 등 생활이 편리해지면서 현대인들은 평소에 몸을 움직이지 않기에 발생하는 부분이다. 바쁜 직장생활 탓에 지속적인 운동 습관을 실천하지 못하고 있어 식사로 얻은 에너지를 충분히 소비하지 못하게 되고 결국 남은 분량이 지방이 되어 몸속에 쌓이게 된다.

여성은 엉덩이에서 넓적다리 등에 지방이 붙는 피하지방형 비만의 확률이 높고, 남성은 내장 주변에 지방이 붙는 내장지방형 비만이 되기 쉽다.

음주와 지방

'백약 중 으뜸'이라는 말처럼 적당량의 음주는 건강의 유지와 증진에 큰 효과가 있지만, 적정량을 초과하면 건강에 각종 해를 끼친다. 과음은 지방을 축적시키는 데 소주 한 잔(50cc)에 약 80kcal, 생맥주 한 잔(500cc)에 185kcal, 막걸리 한 잔(200cc)에 109kcal, 와인 한 잔(118cc)에 180kcal 등 예상 밖으로 에너지가 높다. 물론 간이 알코올을 분해해 주기 때문에 알코올의 에너지는 거의 몸속에 축적되지 않는다. 다만 술은 쌀, 보리 등의 곡류로 만들어지므로 당분을 함유하고 있기 때문에 간장에서 지질과 만나 중성지방으로 변한다. 게다가 안주 없이 술만 마시는 사람은 찾아보기 힘들다.

술과 함께 먹는 맛있는 안주 중에는 고열량의 식품이 많다는 것이 더 심각한 문제다. 실제로는 술 자체의 칼로리보다 안주에 들어 있는 지방이나 탄수화물의 칼로리가 더 높기에 지방 축적이 더 촉진된다.

그리고 또 한 가지, 예를 들어 생맥주 500cc의 알코올을 분해하려면 간은 약 3시간 동안 풀가동되어야 한다. 알코올 분해는 간장의 최우선 과제이기 때문에 그 사이에 다른 음식물의 대사는 뒤로 미뤄진다. 이것이 알코올에 따른 지방 축적의 숨겨진 메커니즘이다. 따라서 영양이 거의 제로인 술도 내장지방 축적에 커다란 요인이 되는 것이다.

스트레스와 노화

　신체가 에너지를 소비하는 것을 대사라고 하는데, 앞에서도 언급하였듯 대사의 60~70%를 차지하는 기초대사는 중년 이후 점차 저하된다. 사람들은 보통 나이를 먹어도 식사량은 변함이 없는 반면에 신체 활동 및 운동량이 확연히 줄기 때문에 결과적으로 에너지 축적 대비 사용량이 적기 때문에 지방이 쌓인다. 젊었을 때는 말랐지만 나이를 먹으면서 배가 볼록 나오는 사람이 많은 것은 이 때문이다.

　현대인의 스트레스 지수는 굉장히 높다고 한다. 특히 식욕과 스트레스는 밀접한 관계가 있다. 보통 스트레스를 받으면 초콜릿을 과잉섭취하거나 음식물을 평소보다 닥치는 대로 먹는 사람이 많은데, 이것이 이른바 스트레스성 비만을 일으킨다. 그뿐 아니라 스트레스를 받으면 코르티솔 등 지방을 축적하는 작용을 하는 호르몬이 활발하게 분비되어 지방축적이 촉진된다.

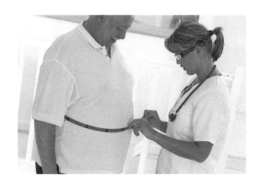

내장지방의 판정

내장지방 측정

비만의 판정 방법에는 여러 가지가 있다. 여기에서 소개한 방법은 모두 의과학적인 근거가 있는 것들이지만, 아무리 우수한 비만 판정법이라 해도 반드시 내장지방형 비만의 지표가 되는 것은 아니다.

올바른 내장지방형 비만 판정을 위해서는 어디까지나 줄자를 이용한 '배꼽 주위 허리둘레 측정법'이나 복부 초음파 검사를 권장한다.

내장지방 비만의 기준

- **체지방률:** 전체 체중에서 지방이 차지하는 비율을 체지방률이라고 한다. 적정 범위는 남성이 10~20%, 여성이 18~28%이며, 남성 25% 이상, 여성 30% 이상이면 비만으로 판정한다. 일반적으로는 임피던스법이라고 해서 몸에 미약한 전류를 흘려보내 그 저항치(임피던스)를 바탕으로 체지방률을 구하는 방법이 사용된다.

- **BMI:** 앞에서 소개했듯이, BMI는 현재 세계적으로 사용되고 있는 비만 지표이다. 키와 몸무게를 바탕으로 비만의 정도를 종합적으로 파악하는 데는 뛰어난 방법이지만, 내장지방형 비만을 판정할 수는 없다.

- **체형 판정법:** 체지방률과 BMI를 병용한 알기 쉽고 실감이 잘 되는 판정법이다. 체지방률을 세로축에, BMI를 가로축에 놓고 체형을 아홉 가지로 분류한다. 비만을 종합적으로 파악하는 데는 좋지만 역시 내장지방형 비만을 판정할 수는 없다.

- **허리·엉덩이(W/H) 비율:** W/H비=허리둘레(cm)÷엉덩이둘레(cm) 이 비율이 남성 1.0 이상, 여성 0.9 이상이면 주의 필요, 남녀 모두 1.2를 넘으면 위험으로 판정한다. 예를 들어 허리둘레 85cm, 엉덩이 둘레 90cm인 사람의 경우, 85÷90−0.944. 내장 지방형 비만 판정에 도움이 된다.

- **복부 자가확인법:** 하늘을 보고 누워서 가볍게 무릎을 세운다. 긴장을 풀고 배에 힘을 뺀 다음 양손으로 배꼽 좌우의 살을 잡는다. 살이 깊게 잡히면 피하지방형비만, 피부만 잡히면 내장지방형 비만일 가능성이 크다고 생각할 수 있다. 다만, 체지방이 적정 범위인 사람이나 비만이 아닌 사람에게는 이 확인법이 의미가 없다.

- **배꼽 주위 허리둘레 측정법:** 줄자로 배꼽 주위의 허리둘레를 재는 단순한 방법이지만, 내장지방의 축적 상태를 가장 명확히 판정할 수 있다. 단, 들어간 부분이 아니라 가장 살이 많은 부분의 둘레를 측정하기 바란다. 남성은 90cm 이상, 여성은 85cm 이상이면 내장지방이 축적되었을 위험성이 있다고 판정된다.

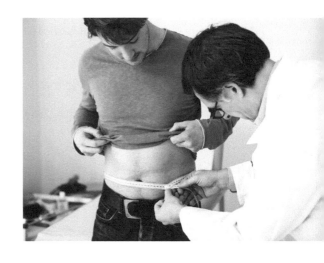

다이어트와 지방

다이어트 주의사항

새로운 다이어트법이 나올 때마다 도전하는 사람이 있다. 아마 그 사람은 다이어트가 일상이자 취미처럼 되어버렸는지도 모른다. 반쯤은 즐기는 것이니 괜찮지 않느냐고 할지 모르지만, 의학적으로 보면 다이어트는커녕 자발적으로 살이 빠지기 어려운 체형을 만드는 꼴이므로 역효과라고 할 수밖에 없다.

식사량을 줄이고 운동을 하면 체중은 감소한다. 그러나 대개 다이어트를 시작한 직후에 감소하는 것은 지방이 아니라 몸의 수분이나 근육이다. 수분은 쉽게 사라지지만, 그 후에도 에너지 섭취량이 줄면 몸은 에너지를 가장 많이 소비하는 근육부터 줄이려 한다. 이 또한 인류가 터득한 생존의 지혜이기도 하다. 지방은 그렇게 간단히 연소되지 않는다.

요요현상과 지방

 근육량이 감소하면 몸의 대사가 저하된다. 근육은 열을 발산시키고 에너지를 대량으로 소비하는 조직이기 때문에 감소하면 당연히 에너지의 연소도 감소한다. 다이어트 시작과 함께 순조롭게 체중이 감소해 '이대로만 하면 이번에는 살을 뺄 수 있을 거야!'라고 기대하지만, 근육의 감소에 따른 대사 저하로 어느 시기가 찾아오면 체중은 그 이상 줄어들지 않는다. 이것이 이른바 정체기로, 대부분 사람은 이 시기를 극복하지 못하고 좌절한다. 이렇게 해서 요요가 시작되는 것이다.

 요요가 되어도 몸무게가 원래 상태로 돌아갈 뿐이니 큰 문제는 아니라고 생각한다면 큰 오산이다. 사실 요요로 늘어나는 것은 전부 지방이다.

 즉 다이어트를 통해 근육이 감소한 상태에서 지방만 증가하는 것이 요요다. 5kg 감량에 성공했다가 다시 5kg이 늘었다면 근육을 5kg 줄이고 지방을 새로 5kg 늘린 것이 된다.

다이어트 반복의 위험성

다이어트를 반복하면 그때마다 근육이 줄고 지방이 늘어난다. 이래서는 안 그래도 살을 빼기 어려운 몸이 더욱 살이 빠지기 어려운 상태가 된다. 게다가 다이어트 체험자라면 누구나 실감하듯이, 요요가 나타나면서 종종 다이어트 전의 체중을 초과하고 만다.

다이어트에 좌절한 순간 그 반동으로 과식에 열중하거나 스트레스성 폭식을 하기 때문이다. 그러므로 다이어트는 취미나 재미로 해서는 절대 안 되며 일단 시작하면 확실히 성공해야 한다.

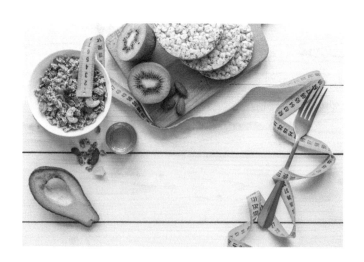

유전적 비만

비만과 유전

　물만 마셔도 살이 찌고, 친구와 똑같이 다이어트를 해도 자신만 효과가 없는 등 유전적으로 쉽게 살이 찌는 체질이 있다. 이런 사람들은 비만을 운명이라고 생각하며 포기하기도 한다.

　분명히 비만은 유전된다는 사실이 확인되었다. 한 통계에서는 부모 모두 살이 찐 경우는 80%, 어머니만 살이 찐 경우는 60%, 아버지만 살이 찐 경우는 40%가 유전된다는 결과가 나왔다. 절대적 인 수치의 자료는 아니지만, 유전될 확률이나 어머니의 체질이 좀 더 유전되기 쉽다는 점 등의 데이터는 객관적인 신뢰도를 나타내고 있다.

　비만의 유전 메커니즘은 아직 완전히 해명되지는 않았지만, 최근의 연구에서 유전자 단계에서의 변이가 이 메커니즘에 크게 작용한다는 사실이 밝혀졌다.

체질의 차이

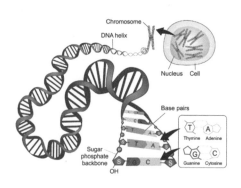

    지방의 저장고인 지방세포에는 지방의 축적을 촉진하는 인슐린과 지방의 분해를 촉진하는 아드레날린의 수용체 등이 있다. 아드레날린이 분비되면 지방을 분해하지만, 지방세포의 수용체 유전자에 이상이 생기면 아드레날린이 수용체에 들어가지 못해 지방을 분해하지 못한다.

    그 원인이 되는 것이 최근 발견된 '베타(β)-3 아드레날린 수용체 유전자'다. 이것은 지방세포의 분해를 담당하는 유전자 중 하나인데, 이것이 변이되면 아드레날린의 수용에 유전적인 차이를 발생시켜 비만이 되기 쉬운 유형과 그렇지 않은 유형이 결정된다.

    변이된 유전자의 형태를 보면, 가장 살찌기 쉬운 'AA형'과 비교적 살이 잘 찌는 'AT형', 살이 찌지 않는 'TT형'의 세 가지로 나뉜다. 한국인은 세 명 중 두 명이 TT형이며, 나머지 한 명은 비만이 되기 쉬운 AA형 혹은 AT형이다.

내장지방과 질병

동맥경화

　이 책에서 반복 설명되듯 내장지방은 피하지방보다 생활습관병에
걸릴 위험성이 높다. 이유는 매우 단순하다. 내장지방이 축적되는 내
장 주위와 장간막 사이 등에는 혈관이 집중된 탓에 혈관 속 내장 지
방이 분비하는 악성 생리활성물질(사이토카인)의 영향이 직접적 영향을
받기 때문이다.

　가장 큰 문제는 동맥경화의 촉진이다. 내장지방이 늘어나면 긍정적
작용을 하는 생리활성물질인 아디포넥틴이 감소한다. 아디포넥틴에는
혈관벽의 상처를 치유하는 작용이 있기 때문에 아디포넥틴의 감소는
그대로 동맥경화의 촉진을 초래한다. 또 지방세포는 악성 사이토카인
인 'PAI-1'이나 'HB-EGF' 같은 물질을 증가시키는데, 이것도 동맥경
화를 초래하는 큰 요인이다.

당뇨병, 고혈압

　내장지방은 또한 안지오텐시노겐(Angiotensinogen)이라는 악성 생리활성물질의 분비를 한다. 이 물질은 혈압을 높이는 작용을 하기 때문에 증가하면 고혈압을 일으키고, 고혈압은 동맥경화를 불러온다. 내장지방은 대사증후군을 연쇄적으로 발생시키는 위험성이 있다. 동맥경화나 고혈압은 그 자체가 문제가 아니라 협심증이나 심근경색 등의 심혈관계 질병과 뇌출혈이나 뇌경색, 뇌졸중 등 생명을 위협하는 원인이 되므로 주의가 필요하다.

　더군다나 내장지방은 인슐린의 활동을 방해한다. 인슐린은 췌장에서 분비되는 호르몬으로, 혈액 속 포도당에 작용해 몸속의 당대사를 정상으로 유지시킨다. 그런데 이 활동이 방해를 받으면 고혈당 상태를 일으킨다.

　내장지방이 늘어나면 말했듯이 생리활성물질인 아디포넥틴이 감소하고 악성인 'TNF-α'가 증가한다. 아디포넥틴은 인슐린의 활동을 도와 효력을 높이는 반면 TNF-α는 인슐린 저항성을 높인다. 따라서 아디포넥틴의 감소와 TNF-α의 증가는 양쪽 모두 고혈당을 촉진해 당뇨병을 발병의 큰 요인이 되는 것이다.

고지혈증

　내장지방이 많은 상태는 즉 중성지방과 콜레스테롤이 많은 상태이다. 혈액 속 지질이 비정상적으로 높은 고지혈증이 될 위험성이 높다. 그리고 이에 반비례하듯이 고밀도 콜레스테롤이 감소하고 저밀도 콜레스테롤이 증가한다. 이는 다른 위험 인자와 연쇄적으로 복합되어 합병증을 일으키는데 특히 심혈관계 기능 저하에 미치는 것으로 보면 동맥경화, 관상동맥질환, 뇌졸중, 고혈압 등이 대표적이다.

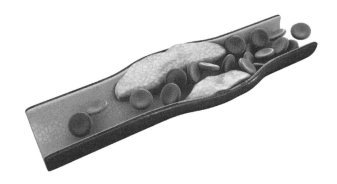

가장 무서운 동맥경화

동맥경화증

동맥경화(arteriosclerosis)는 딱딱해짐 또는 동맥의 좁아짐 이 특징적으로 나타나는 일련의 질병들을 일컫는다. 어떠한 형태의 동맥경화증이라도 결과적으로 보면 동맥의 점진적인 폐색(막힘)이며, 이것이 원인이 되어 필수적인 기관으로의 혈액 흐름을 방해한다.

현대인의 3대 사망 원인은 심장병, 뇌졸중, 암으로 전체의 70% 가까이 차지한다. 암은 신체의 다양한 장기와 기관에서 발생하기 때문에 그 수가 많으며 심장병과 뇌졸중을 합치면 암에 필적할 만큼의 비율이 된다. 특히 한국인 사망원인 1위인 암, 다음으로 주의해야 할 것이 심혈관계 질환(Cardiovascular Disease: CVD)이다.

심장병에 따른 사인의 대부분을 차지하는 것이 심근경색과 협심증인데 모두 심장의 관상동맥의 주된 원인이다.

뇌졸중의 대표적인 원인은 두뇌에 혈액을 공급하는 동맥혈관의 막힘이다. 하지만 뇌졸중은 두뇌의 혈관이 파열되어 그러한 두뇌 부위로의 정상적인 혈액 흐름이 방해될 때에도 나타난다.

 뇌졸중으로 인한 혈액공급의 중단은 뇌세포 괴사를 가져온다. 이 말은 두뇌로의 혈액 공급 막힘의 정도에 따라 뇌세포의 손상된 위치와 숫자가 달라지며 뇌졸중의 심각성이 달라진다는 것이다. 가벼운 뇌졸중은 시력장애, 언어장애, 기억상실, 경증의 마비 등이 포함되고 심한 뇌졸중은 신체의 중증의 마비 또는 죽음을 초래할 수도 있다.

 현대에 이르러 뇌졸중에 대한 염려로 건강관리와 함께 양질의 단백질을 많이 섭취하고 나트륨(염분) 섭취를 줄이는 식단관리 등 고혈압의 개선과 치료가 진행되면서 그 발생 비율은 서서히 감소하는 경향을 보이고 있으나 동맥경화가 주된 원인인 뇌경색은 확실히 증가하는 경향을 띠고 있다.

동맥경화 : 죽상동맥경화증

죽상동맥경화증(Atherosclerosis)은 지방 침전물이 혈관 내부에 쌓여 동맥이 막히는(또는 폐색) 결과를 가져오는 특별한 형태의 동맥경화이다. 혈액의 순환을 방해하는 이러한 지방 침전물은 세포 조각, 피브린(Fibrin), 칼슘, 그리고 콜레스테롤로 혈관벽에 점차적으로 쌓여 방해를 가져온다. 죽상동맥경화증은 어린 시절부터 시작되어 점진적으로 진행되는 질병으로 그 증상은 보통 노년에 나타난다. 죽상동맥경화증은 다양한 정도를 보이는데 일부 동맥은 막힘이 거의 없는 반면에 다른 동맥은 심각하게 막힌 상태를 보여준다. 특히, 심장에 혈액을 공급하는 동맥 내에서의 심각한 죽상동맥경화증 발달은 심장발작(마비)의 원인이다.

동맥경화의 원인에는 나이를 먹는 데 따른 혈관의 노화, 고혈압에 따른 혈관 장애, 콜레스테롤의 이상(저밀도지질단백질: LDL 증가) 등이 있다. 이 중 노화는 거스를 수 없는 생리현상이나 그 밖에는 모두 비만에 따른 지방세포의 증가와 내장지방의 축적이 주 요인이다.

저밀도 콜레스테롤

　지방세포는 고밀도 콜레스테롤을 줄이는 작용을 한다. 고밀도 콜레스테롤은 혈관벽에 쌓인 콜레스테롤을 분해해 간으로 되돌리는 좋은 일을 하는데 이것이 감소하면 동맥경화를 유발시킨다.

　최근에는 '초악성'이라고 불리는 소형 저밀도 콜레스테롤이 주의가 필요한데, 이 콜레스테롤은 '작고 밀도가 높은(Small dense) 초악성 소형 저밀도 콜레스테롤(LDL)'이라고도 한다. 저밀도 콜레스테롤보다 더 작은 이 콜레스테롤은 혈관벽에 쉽게 투과되고 쉽게 산화되기 때문에 동맥경화를 더욱 빠르게 진행시킨다. 연구에 의하면 내장지방이 축적된 사람일수록 소형 콜레스테롤의 혈중 농도가 높다고 한다.

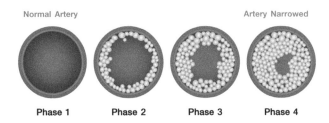

Cholesterol

Normal Artery　　　　　　　　　　　　　　Artery Narrowed

Phase 1　　　　Phase 2　　　　Phase 3　　　　Phase 4

제2장

'지방'과 질병

현대인의 지방과 건강증진 건강교육 지침서
health promotion·health education guide

대사증후군

내장지방과 위험 요인

비만이 각종 생활습관병의 온상이라는 것은 일반인들도 쉽게 알고 있는 의학적인 상식이다. 최근에는 내장지방형 비만을 중심으로 몇 가지 위험 인자가 모인 상태를 가리키는 새로운 질환 개념인 대사증후군을 주의하고 있다.

대사증후군에 걸리면 심장병이나 뇌졸중에 걸릴 위험성이 단숨에 높아지는데 건강한 사람보다 무려 30배 이상이라는 높은 확률을 나타낸다고 한다. 이처럼 대사증후군을 일으키는 위험 인자의 중심에 있는 것은 내장지방형 비만이므로 우리는 건강증진에 있어서 우선적으로 지방 축적을 경계해야 하는 것이다.

대사증후군의 위험 요인

　대사증후군의 위험 인자는 내장지방형 비만, 고지혈증, 고혈압, 고혈당 4가지다. 자세한 수치 등은 다음에서 설명하겠지만, 이러한 위험 인자 중에서 내장지방형 비만을 포함하여 세 가지 이상의 위험 인자가 있으면 대사증후군으로 진단된다. 대사증후군의 위험 인자를 가진 사람은 위험 인자가 없는 사람보다 협심증이나 심근경색 등 심장병에 걸릴 위험이 크다. 한 조사에 따르면 위험 인자가 하나인 사람은 약 5배, 두 개인 사람은 약 10배, 3~4개인 사람은 무려 31배나 높다는 결과가 나왔다.

　여기서 대사증후군이 무서운 이유는 앞에서 언급한 위험 인자를 각각으로만 본다면 상태가 아주 가벼운 경우가 대부분이라는 것이다. 각각의 위험 인자의 상태가 치료가 필요할 정도가 아닌 가벼운 상태라면 사람들은 대부분 안일하게 생각하고 중년이 넘으면 질병 한두 가지 정도는 있는 것으로 여긴다. 그러나 위험 인자가 서로 관계되고 복합됨에 따라 생명을 위협하는 질환을 초래하는 것이 대사 증후군이며, 바로 그 중심요인이 바로 내장지방형 비만이다.

대사증후군의 진단

대사증후군의 기준

대사증후군 진단 기준은 다음과 같다. 내장지방형 비만은 오직 복부비만만 문제 삼기 때문에 BMI 등 다른 비만 기준은 적용되지 않는다.

고지혈증은 중성지방 수치와 고밀도 콜레스테롤 수치로 판정한다. 총 콜레스테롤 수치나 저밀도 콜레스테롤 수치 등은 진단 기준에 들어가지 않는다.

고혈압은 일반적인 혈압 진단 기준에서는 '정상 고위험 경계 혈압'으로 분류되는 수준이 기준이 된다. 이것은 고혈압과 정상 혈압 사이의 다소 엄격한 수치이다.

혈당은 이른바 당뇨병 예비군으로 불리는 '경계형'의 수치가 기준이다.

대사증후군의 발생

내장지방

　대사증후군은 다양한 요인에서 발생하는데, 과식과 운동 부족이 원인이 되는 생활습관이 가장 큰 문제다. 이러한 생활습관은 섭취 에너지의 과잉과 소비 에너지의 감소를 초래해 비만을 유발한다. 체지방이 축적되는 부위는 나이와 성별, 나아가서는 체질 등에 따라 다르지만 내장지방형 비만(복부지방)이 되면 문제는 단숨에 심각해진다. 즉 내장지방은 대사증후군 위험 인자를 차례차례 발생시키고 건강을 위협한다.

사이토카인

내장지방이야말로 모든 문제의 근원이다. 내장에 축적된 지방세포
는 위와 같이 각종 아디포사이토카인(생리활성물질)을 분비하고, 이것이
대사증후군의 위험 인자를 유발하고 악화시킨다. 내장지방의 축적이
모든 문제의 근원이라면, 여기에서 분비되는 아디포사이토카인은 위
험 인자 증폭의 원흉이라고 할 수 있다.

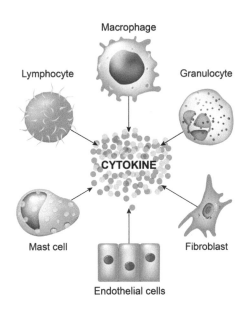

내장지방과 동맥경화

내장지방이 핵심 문제요인

대사증후군의 메커니즘에서 알 수 있듯이, 핵심적인 문제요인은 바로 내장지방이다. 내장지방은 동맥경화를 촉진하는 중심적인 역할을 한다. 때문에 가장 좋은 건강증진 방법은 사전에 내장지방형 비만이 되지 않도록 예방하여 위험 인자를 사전차단하는 것이다.

내장지방의 부정적 영향

　내장지방의 축적 상태를 정확히 알아보려면 CT 검사가 절대적이다. 복부의 단면 사진에서 내장 조직이 차지하는 면적을 계산해 $100cm^2$가 넘으면 내장지방형 복부비만으로 판단할 수 있다. 그러나 내장지방만을 검사하기 위해 큰 병원에 가서 CT 검사를 받는 사람은 거의 없다. 그래서 일반적으로 쉽게 측정이 가능한 배꼽 주위의 허리둘레를 재는 방법을 추천하는 것이다.

　내장지방은 분해와 합성이 빨라 쉽게 쌓이는 반면, 없애기도 쉽다. 지방이 축적되는 장소인 내장 주위나 장간막 사이에는 모세 혈관이 촘촘하게 지나가기 때문에 지방세포에서 분비된 악성 아디포사이토카인 등이 혈관벽을 통해 침투해 순식간에 온몸에 악영향을 끼친다. 아디포사이토카인은 앞에서 설명했듯 종류도 다양하다. 이것들의 영향으로 대사증후군의 위험 인자들이 동맥경화를 촉진한다.

지방세포와 내분비

　지방세포는 단순한 지방 저장고가 아니라 활발히 아디포사이토카인을 분비하는 인체 최대의 내분비 장기이다. 게다가 몸무게 80kg에 체지방 수치가 20%인 사람이라면 지방 조직의 무게는 16kg나 된다. '인체 최대의 장기'라는 간장의 무게가 성인 평균 1.2~1.4kg임을 비교해보면 지방세포의 크기는 차원이 다를 정도로 크고 영향력도 당연히 크다.

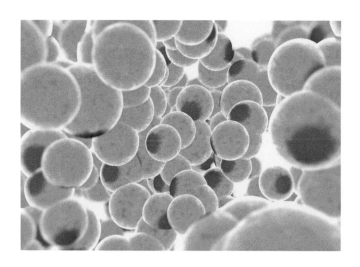

저밀도 콜레스테롤

저밀도 콜레스테롤의 동맥경화

 콜레스테롤은 체내에 반드시 필요하다. 체내에 부족한 콜레스테롤은 간에서 생성되어 필요한 기관에 보내지는데 지용성인 콜레스테롤이 혈액에 잘 섞이지 않기 때문에 여기서 운반 단백질인 LDL이 기관에 전달하는 역할을 한다. 사용하고 남는 콜레스테롤은 체내에서 유일하게 콜레스테롤을 제거하는 기관인 간으로 돌려보내지는데 이 때 돌려보내는 역할을 하는 것이 HDL이다. 대사증후군의 진단 기준 중 고지혈증과 관련된 두 항목은 중성지방 수치와 고밀도 콜레스테롤 수치이다. 고지혈증의 진단 기준으로는 4가지가 있는데 이 중 저밀도 콜레스테롤혈증이 동맥경화를 촉진하는 원인이라는 것은 의학적인 상식이다.

 저밀도 콜레스테롤이 동맥경화를 촉진하는 메커니즘은 다음에서 자세히 설명하겠지만, 저밀도 콜레스테롤의 이러한 작용은 고혈압이나 당뇨병과는 관계가 없으며 어디까지나 독자적인 활동의 결과임을 알 수 있다. 다시 말해 저밀도 콜레스테롤은 대사증후군의 위험 인자와 결합된 결과가 아니라 독단적인 것이다.

중성지방과 고밀도 콜레스테롤

고지혈증 진단기준			
지질의 종류(mg/dL)	정상	경계 위험군	고위험군
총콜레스테롤(TC)	200 미만	200 ~ 240	240 이상
LDL	130 미만	130 ~ 160	160 이상
HDL	40 미만	35 ~ 40	35 미만
중성지방(TG)	250 미만	251 ~ 500	500 이상

건강진단 결과 저밀도 콜레스테롤 수치가 높으면 어떻게든 낮추려고 노력해야 한다. 앞에서 설명한 것은 저밀도 콜레스테롤은 독단적 요인으로서 상호 연관해 동맥경화의 위험성을 높이는 대사증후군의 위험 인자에는 해당하지 않는다.

악성인 저밀도 콜레스테롤(LDL)이 단독으로 동맥경화를 유발시키는 데 비해 중성지방의 증가와 양성인 고밀도 콜레스테롤(HDL)의 감소는 대사증후군의 다른 위험 인자와 복합적 관계성이 크고 동맥경화를 촉진한다.

가장 경계해야 하는 것은 내장지방과의 관계다. 내장지방이 증가하면 여기에서 분해되어 생기는 유리지방산이 늘어나며, 그것이 중성지방을 만드는 근원이 된다. 즉 내장지방이 늘어나면 유리지방산이 증가하고, 그 결과 중성지방이 증가한다. 이렇게 해서 말 그대로 지방이 지방을 부르는 악순환이 반복되는 것이다.

중성지방과 고밀도 콜레스테롤

중성지방의 양과 고밀도 콜레스테롤(HLD)의 양은 반비례한다. 가령 혈당치가 올라가면 인슐린 저항성이 높아지는데, 그 결과 중성지방을 분해하는 리파아제(lipase)라는 효소의 활동이 약해져 중성지방의 양은 증가한다.

사실 고밀도 콜레스테롤은 중성지방이 분해되어 생기는 산물에서 만들어진다. 중성지방이 분해되지 않고 계속 증가만 한다면 고밀도 콜레스테롤이 생성되지 않으므로 결과적으로 고밀도 콜레스테롤의 양은 감소한다.

고지혈과 동맥경화

저밀도 콜레스테롤

  내장지방의 축적은 혈액 속의 지질이 비정상적으로 많아지는 고지혈증의 커다란 원인이 된다. 고지혈증은 대사증후군의 위험 인자 중 하나인데 동맥경화를 일으키는 가장 큰 요인이다.

  동맥경화에는 몇 가지 종류가 있는데, 일반적으로 우리가 알고 있는 것은 죽상동맥경화이다. 이는 동맥벽의 내막에 죽상 덩어리가 생기는 것으로, 이 덩어리를 아테롬이라고 부른다. 아테롬은 혈액 속을 흐르는 악성 저밀도 콜레스테롤(LDL)이 혈관벽의 내막으로 들어가 생성된다. 내막의 내피세포로 들어간 저밀도 콜레스테롤은 어떤 원인으로 산화되어 '산화 LDL'로 변화하는데 몸 속의 '청소부'인 대식세포(macrophage)라는 세포가 이를 유해 물질로 간주하고 먹어 버린다. 대식세포는 먹은 산화 LDL을 분해해 자신의 내부에 콜레스테롤을 점점 쌓아 나간다. 그 결과 포말세포라고 부르는 것이 생기는데, 그 안에는 콜레스테롤이 가득 채워지게 된다. 이 포말세포가 모인 것이 바로 아테롬이다.

최근 소형 저밀도 콜레스테롤이 특히 주목되는 이유가 크기가 작아 동맥벽 속으로 쉽게 침투할 수 있으며 산화도 쉽게 되어 한층 더 위험하기 때문이다.

고밀도 콜레스테롤

저밀도 콜레스테롤의 작용을 막는 것이 같은 콜레스테롤의 일종인 고밀도 콜레스테롤이다. 고밀도 콜레스테롤은 혈관 벽에 쌓인 콜레스테롤을 회수해 간장으로 돌려보내는 작용을 하는데 건강진단 결과 저밀도 콜레스테롤이 정상 범위라 해도 고밀도 콜레스테롤 수치가 낮은 사람은 동맥경화의 위험성을 갖고 있다.

고지혈증 개선법

지질과 리포단백질

고지혈증에서 주의해야 할 것은 동맥경화를 촉진하는 저밀도 콜레스테롤과 중성지방 그리고 동맥경화를 억제해 주는 고밀도 콜레스테롤의 수치다. 같은 고지혈증이라도 수치의 차이에 따라 개선책도 달라진다.

고지혈증은 혈액 속 지질이 비정상적으로 증가한 상태인데, 혈액의 성분은 대부분이 물이기에 중성지방이나 콜레스테롤 같은 지질은 독립적으로 혈액 속의 물과 섞이지 못한다. 그래서 '아포단백질'과 결합해 '리포단백질'이라는 물질이 됨으로써 혈액 속에 존재한다.

아포단백질

아포단백질은 리포단백질의 표면에 있다. 종류도 여러 가지가 있는 데 양성 고밀도 콜레스테롤의 표면을 뒤덮고 있는 '아포A'는 혈액 속에 쌓여 있는 저밀도 콜레스테롤 등 불필요한 콜레스테롤을 모으는 성질이 있다. 반대로 저밀도 콜레스테롤의 표면에 있는 '아포B'에는 콜레스테롤을 점점 몸속으로 운반하는 성질이 있다.

지질이 혈액 속에 녹아 들어가도록 '변신'시키는 아포단백질에는 다음과 같은 종류가 있다.

- **고밀도 지단백질 HDL**: 죽상경화억제인자라도 하며. 혈관벽에 쌓인 잔여 콜레스테롤을여 간으로 돌려보내는 작용을 한다.

- **저밀도 지단백질 LDL**: 악성. 혈관벽의 내부로 들어가 동맥경화 유발을 촉진한다.

- **초저밀도 지단백질 VLDL**: 중성지방을 많이 포함하고 있으며, LDL에 이어 동맥경화, 심장발작 등의 위험을 높인다.

- **카일로마이크론 CM**: 중성지방을 운반하며 VLDL 만큼 동맥경화 촉진 작용을 하지는 않는다.

내장지방과 혈압

혈압 상승의 원인

혈압이 높은 상태가 계속되면 흐름이 빠른 혈액이 혈관벽에 필요 이상으로 강하게 작용한다. 이것이 원인이 되어 혈관이 팽창 또는 딱딱해지고 약해져 동맥경화를 유발한다. 또 혈관이 동맥경화를 일으켜 내부가 좁아지면 심장은 더욱 강한 압력을 가해 혈액을 흘려보내려 한다. 따라서 혈압이 상승한다. 고혈압과 동맥경화는 서로 원인이자 결과라는 상관관계에 있는 것이다.

고혈압을 유발하는 주요 원인으로는 유전, 노화, 지나친 염분 섭취, 운동부족, 스트레스, 성격, 추위, 비만 등 여덟 가지를 생각할 수 있으며, 이러한 여러 원인이 복잡하게 연관되어 고혈압을 발생한다.

아디포넥틴과 혈압 상승

　내장지방이 분비하는 아디포사이토카인이 혈압 상승과 큰 관계가 있다는 사실이 증명되었다. 내장지방이 과도하게 축적되면 양성 아디포사이토카인인 아디포넥틴이 감소한다. 아디포넥틴은 혈압을 떨어뜨리는 작용 외에 상처 입은 혈관벽을 수복해 동맥경화를 방지하는 일을 한다. 따라서 이것이 감소하면 동맥경화의 위험성이 높아진다.

나트륨과 혈압

　아디포넥틴은 인슐린 저항성을 개선하는 작용을 한다. 이것이 감소하면 인슐린의 작용이 약해진다. 그러면 신장이 몸속에 염분을 배설하는 능력이 저하되어 몸속의 나트륨 농도가 상승한다. 그래서 몸은 혈액 농도를 정상으로 유지하고자 수분을 보충해 혈액량을 늘리는데, 그 결과 혈압이 상승한다. 또 과도하게 축적된 내장지방에서는 안지오텐시노겐이라는 악성 아디포사이토카인이 분비된다. 이 물질은 혈관을 수축시키는 작용을 해 혈압을 상승시킨다.

고혈압의 합병증

고혈압의 위험성

고혈압은 동맥경화를 초래하며 뇌졸중 같은 중대한 질환의 원인이 되는 무서운 증상이다. 일반적으로 혈압이 상승해도 자각 증상이 없는 등의 원인도 있겠지만, 고혈압이라는 진단을 받은 사람이 매우 많다는 것도 그 원인이라 하겠다.

그래서 고혈압은 '침묵의 암살자'라고 불린다. 대표적인 예로 동맥경화와 그것이 원인이 되어 일어나는 관상동맥 질환인 협심증, 심근경색 등의 심장병과 뇌동맥 질환이 있다.

원래 한국인은 김치나 찌개류, 조림 반찬 등 염분이 많은 반찬을 많이 먹는 식생활 때문에 고혈압을 초래하고 뇌출혈이 많이 발병되었다. 그런데 최근 들어서는 식생활의 서구화 등의 영향으로 고칼로리 음식을 과다 섭취해 콜레스테롤이 급격히 증가함에 따라 심근경색이나 뇌경색의 발병이 늘어나고 있다. 이 변화는 고혈압과 이에 따른 합병증이 내장지방을 원인으로 하는 것으로 바뀌고 있음을 알 수 있다.

고혈압의 합병증 중 또 다른 하나는 뇌혈관성 치매이다. 이는 뇌경색 등 뇌동맥의 이상이 원인이 되어 발생하는 치매로, 매년 환자 수가 늘어나는 추세이다.

Circulation of blood through the heart

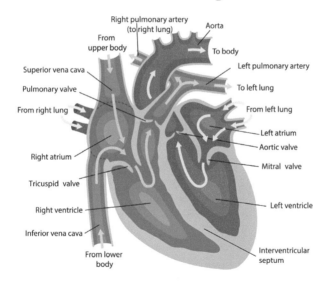

내장지방과 혈당치

당뇨병과 동맥경화

혈당치를 상승시켜 당뇨병을 일으키는 위험 인자로는 여러 가지가 있는데, 그중에서도 주요 요인으로는 유전, 과식, 비만, 과음, 운동 부족, 과로, 스트레스, 노화, 약물, 임신 등이다. 이는 바로 현대인의 생활 그 자체이다. 이에 따라 요즘에는 당뇨병 환자 수가 약 500만 명에 이르고 있다.

혈당치가 높은 상태를 '고혈당'이라고 하는데, 이것도 대사증후군의 위험 인자 중 하나다. 게다가 당뇨병 직전의 '경계형'(공복 시 혈당치가 100mg/dℓ 이상, 126mg/dℓ 미만) 단계에서 위험 인자로 간주된다. 이 정도로도 충분히 다른 위험 인자와 결합해 동맥경화를 진행시킬 위험성이 높기 때문이다. 실제로 혈당치가 높고 내장지방형 비만인 사람은 고지혈증과 고혈압 등의 위험 인자를 함께 보유한 경우가 많다.

지방세포와 혈당치

  불규칙한 생활습관과 내장지방, 고혈당은 밀접한 관계가 있다. 내장지방은 분해되어 당의 원료가 되는 '글리세롤'을 만들어낸다. 그리고 간장으로 운반된 글리세롤은 당으로 바뀌어 혈액 속으로 보내진다. 지방세포의 양이 많아질수록 글리세롤의 양도 많아진다. 때문에 당을 분해해서 근육 등에 전달하는 역할을 하는 인슐린이 대량으로 필요해진다.

  아디포넥틴도 지방세포에서 분비되는데, 지방세포가 과도하게 축적되면 반대로 양이 감소하는 성질이 있다. 즉 내장지방형 비만이 되면 아디포넥틴의 분비가 저하되어 인슐린 작용이 약해진다. 때문에 혈액 속의 당이 제대로 처리되지 못해 혈당치가 상승한다.

  아디포넥틴은 또한 혈관의 상처를 수복하는 작용도 한다. 따라서 내장지방의 축적으로 아디포넥틴의 분비량이 감소하면 동맥경화가 진행될 위험성이 높아지는 것이다.

당뇨병의 합병증

당뇨병의 위험성

우리나라에서 당뇨병은 현재 만 30세 이상 성인에서만 300만 명이 훌쩍 넘을 정도로 국가적으로 중대한 질병이 되었고 2050년에는 우리나라 당뇨병 환자 수가 지금의 2배가 될 것으로 예측되고 있다고 한다. 대한당뇨병학회에 따르면 현재 전 국민의 10%가 당뇨병 환자로 매년 110%씩 새로운 당뇨병 환자가 발생하고 있다고 한다. 당뇨병은 현재 한국인 5대 사망 원인 가운데 하나일 정도로 매우 경계해야 할 질병이다.

당뇨병의 3대 합병증

당뇨병의 무서운 점은 초기에 자각 증상이 거의 없어서 자기도 모르는 사이에 병이 발병 및 진행되어 치료하기가 늦어진다는 것이다. 당뇨병이 진행되면 각종 합병증을 일으키는데 대사증후군과 결합하면 뇌경색이나 심근경색 같은 동맥경화성 질환의 합병 가능성이 매우 커진다.

그뿐 아니다. 당뇨병의 '3대 합병증'이라고 부르는 다음과 같은 증상은 꼭 숙지하길 바란다.

1. **당뇨병성 신증**: 신장의 모세혈관이 손상되어 신부전을 유발한다. 현재 투석을 새로 시작하는 사람 대부분은 이 당뇨병성 신증이 원인이다.

2. **당뇨병성 신경장애**: 고혈당 때문에 말초 신경에 장애가 발생하며, 증상에 따라서는 다리 절단 수술 등을 해야 할 수도 있다.

3. **당뇨병성 망막증**: 안구의 망막이 손상되는 증상으로, 심해지면 실명에 이른다.

대사증후군의 위험도

위험 인자

대사증후군이 무서운 점은 각 위험 인자의 상태가 가벼워도 복합적으로 작용해 심장병이나 뇌졸중의 위험성을 배로 대폭 증가시킨다는 사실이다.

또 다른 무서운 점은, 건강진단에서 위험인자의 검사 수치가 상한선을 밑도는 정도, 의사 역시 "심각하지 않으니 지켜봅시다."라고 이야기하는 정도의 경미한 수치일지라도 자기도 모르는 사이에 중대한 심장병 등의 관상동맥 질환이나 고혈압 등의 위험을 초래될 수 있다. 대사증후군의 가장 큰 무서움은 바로 이것이다. 그래서 혈압은 고혈압 직전의 정상 고지 혈압, 혈당치는 정상보다 조금 높은 당뇨병 예비군의 것 등 낮은 수치를 대사증후군의 진단 기준으로 적용하는 이유다.

현대인의 지방과 건강증진 교육지침서

내장 지방과 위험 질환

위험 질환

내장지방과 관련하여 다양한 측면에서 살펴봤듯이, 내장지방의 축적은 고지혈증, 고혈압, 당뇨병 등의 질환을 유발하고 대사증후군을 초래한다. 대사증후군은 동맥경화를 촉진하며, 심근경색 등의 심장질환이나 뇌졸중 같은 위험한 생활습관병을 일으키는 원인이 된다.

내장지방은 이러한 질병만 일으키는 것이 아니다. 고지혈증이나 고혈압 등 대사증후군의 위험 인자와도 겹치는 질환 외에 통풍이나 지방간, 나아가서는 수면무호흡증후군 등 수많은 위험 질환으로 이어진다.

통풍과 지방간

고지혈증부터 살펴보자. 내장지방형 비만은 체내 지방이 비정상적으로 증가한 상태이기도 하므로, 혈액 속 지질이 비정상적으로 증가한 상태인 고지혈증에 주의해야 함은 당연한 일이다. 고지혈증의 요소인 낮은 고밀도 콜레스테롤(HDL)과 중성지방의 높은 수치는 대사증후군의 위험 인자이며 서로 밀접한 관계가 있다.

내장지방의 축적은 인슐린 저항성을 초래하기 때문에 이것이 당뇨병과 고혈압을 일으키는 원인이 되며, 인슐린 저항성은 혈액 속의 요산을 합성하는 효소의 활동을 높여 통풍(고뇨산혈증)을 유발한다. 또 지방 조직이 분비하는 안지오텐시노겐이라는 아디포사이토카인(생리활성물질)은 혈압을 상승시키는 작용을 한다.

내장지방은 분해를 거듭해 유리지방산을 계속해서 만들어내는데, 유리지방산이 지나치게 많아지면 간장이 이를 전부 처리하지 못하기에 남은 분량은 그대로 간장에 쌓이고 만다. 이것이 바로 지방간이다.

동맥경화와 수면무호흡증후군

　우리가 가장 경계해야 하고 무서운 것은 바로 동맥경화다. 이는 동맥의 벽이 굳어지고 약해지며 혈관 속이 좁아지는 질환이다. 그중에서도 가장 많은 것은 죽상동맥경화라고 부르는 유형으로, 이것은 혈관벽에 콜레스테롤 등이 쌓여서 일어난다. 특히 무서운 것은 심장 표면을 덮고 있는 관상동맥이나 뇌 표면의 뇌동맥에 동맥경화가 일어나는 경우로, 심근경색이나 뇌졸중의 원인이 되며 생명과 직결된다.

　수면무호흡증후군이란 수면 중에 여러 차례 호흡이 멈추기 때문에 숙면을 취하지 못하고 몸이 극도의 산소 결핍 상태에 빠지는 것이다. 수면무호흡증후군의 주된 원인 중 하나는 목 내부에 축적된 지방으로, 이것도 내장지방이 커다란 원인이다.

대사증후군

① 심장병(협심증, 심근경색)

심장병과 뇌졸중 질환은 동맥경화가 직접 원인이 되어 일어나기 때문에 '동맥경화성 질환'이라고 부르며, 대게 생명과 직결된다. 또 운 좋게 목숨을 건지더라도 심한 후유증이 남는다.

동맥경화가 원인이 되어 일어나는 심장병은 '관상동맥 질환'이라고도 부르는데, 심장 표면을 뒤덮고 있는 크고 작은 관상동맥이 동맥경화를 일으켜 발병한다. 대표적인 병으로는 협심증과 심근경색이 있다.

협심증은 관상동맥이 동맥경화를 일으킴으로써 혈관 내부가 좁아지거나(혈관협착) 혈액의 흐름이 나빠지는 것이 원인이 되어 발생한다.

이 상태를 '심근 허혈'이라고 부르며, 일시적으로 산소 결핍 상태를 초래하기 때문에 가슴이 심하게 아프거나 혹은 쥐어짜는 듯한 증상을 동반한다. 이 증상을 나타내는 말이 협심증이며, 그대로 병명으로

현대인의 지방과 건강증진 교육지침서

도 사용된다. 참고로 협심증이나 심근경색 등을 총칭해 '허혈성 심장질환'이라고 부르기도 한다.

'심근'이라는 것은 이름 그대로 심장의 근육이다. 그다지 알려지지 않았지만 심장은 거의 100% 근육으로 되어 있다. 설령 몸에 내장지방이 가득하다고 해도 심장의 근육 자체는 지방과는 상관이 없다.

협심증의 전형적인 증상으로는 보행 시 갑자기 심장이 쥐어짜는 듯한 통증이 느껴지고 괴로워지면 잠시 멈추어서 쉬면 몇 분 후에 통증이 사라지는 증상 등이 있다. 혈관의 협착으로 혈액의 흐름이 악화되어 산소가 부족해진 탓에 나타나는 이러한 증상은 일과성이기 때문에 잠시 쉬면 통증이 사라지는 것이다.

한편, 심근경색은 동맥경화로 좁아진 관상동맥의 혈관 내부가 혈전(혈액 덩어리)에 막혀 산소와 영양이 운반되지 못하기 때문에 심근이 괴사하는 병이다. 협심증보다도 치사율이 매우 높다.

관상동맥이 막히면 가슴에 심한 통증이 찾아온다. 눈과 목, 등까지 통증이 올 때도 있으며, 불안감과 공포감을 동반한다. 식은땀과 구역질, 구토, 호흡 곤란 등도 나타나며, 증상이 수십 분에서 길 때는 종일 계속되기도 한다.

이러한 관상동맥 질환을 예방하기 위해서라도 대사증후군을 개선해야 한다.

대사증후군

②뇌졸중(뇌출혈, 뇌경색)

뇌는 네 개의 굵은 뇌동맥과 여기에서 분화된 수많은 가느다란 동맥으로 덮여 있다. 뇌는 동맥을 통해 산소와 영양이 뇌 구석구석 운반되어 활동한다. 그러나 뇌동맥이 동맥경화 등으로 파열되거나 막히는 장애가 발생하면 혈액이 흐르지 않게 되어 결국 뇌조직이 괴사하게 된다. 장애가 일어난 부분에 따라 손발의 마비와 언어, 감각, 의식 장애 등의 증상이 나타나며, 호흡 곤란을 일으켜 단시간에 사망하는 경우도 있다. 이러한 증상을 총칭해 뇌졸중(뇌혈관질환)이라고 부른다.

뇌졸중은 발병 방식에 따라 크게 뇌경색과 두개내출혈로 분류된다. 두개내출혈은 뇌동맥이 파열되어 출혈을 일으키는 병이다. 뇌동맥이 파열되어도 즉시 혈관이 수축하거나 혈액이 굳기에 출혈은 얼마 안 있어 멈추지만, 넘쳐서 굳은 혈액은 '혈종'이 되어 주위의 뇌 조직을 손상시킨다.

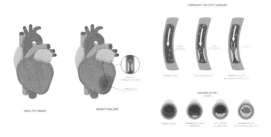

두개내출혈은 뇌에서 일어나는 뇌출혈과 뇌를 뒤덮고 있는 거미막 하부에서 출혈이 일어나는 거미막하출혈로 나뉜다. 이 중에 거미막 하출혈은 선천적인 뇌혈관 형태 이상이 원인이 되어 일어날 때가 많기에 대사증후군과의 관련성은 적다. 대부분 뇌출혈은 고혈압이 원인이다. 높은 혈압으로 뇌동맥의 혈관 벽에 강한 압력이 계속 가해져 혈관벽 일부가 혹처럼 부풀어 오르다가 결국 이를 견디지 못하고 파열되어 출혈을 일으키는 것이 뇌출혈이다.

뇌경색은 뇌동맥의 내부가 막혀 그 앞쪽으로는 혈액이 흐르지 않게 되는 병으로, 이렇게 되면 산소 결핍 상태가 된 부분은 괴사한다.

뇌경색은 뇌동맥의 동맥경화가 진행되어 혈관 내부가 좁아지거나 그곳에 혈전이 생겨 혈관을 막아 버리는 뇌혈전증과 심장 부근에 생긴 혈전 등이 떨어져서 혈액 속을 흐르다가 뇌에 도달해 뇌동맥을 막아 뇌색전증 등으로 나뉜다.

최근 들어 뇌출혈은 감소 추세에 있지만 뇌경색은 오히려 증가하고 있다. 뇌경색은 대사증후군과 밀접한 관계가 있다.

대사증후군

③대동맥 질환, 폐색성 동맥경화증

협심증이나 심근경색 같은 관상동맥 질환, 뇌출혈이나 뇌경색 등의 뇌졸중 외에도 대사증후군과 깊은 관련이 있는 동맥경화성 질환이 있다. 그중에서 특히 주의해야 하는 두 가지 질환이 대동맥 질환과 폐색성 동맥경화증이다.

대동맥 질환에는 대동맥류와 대동맥 해리 등이 있는데, 모두 대동맥에 중대한 장애가 일어나 발생하는 병이다. 폐색성 동맥경화증도 대동맥으로 이어지는 하지(다리)동맥의 동맥경화가 원인이 되어 일어나는 질환이다.

대동맥은 심장과 직접 연결되는 동맥으로, 흉부에서 복부에 걸쳐 이어져 있다. 몸에서 가장 굵은 혈관으로, 심장에서 보낸 혈액을 온몸에 전달하기 위한 시작점이 된다. 횡격막에서 윗부분을 흉부 대동맥, 아랫부분을 복부 대동맥이라 한다.

현대인의 지방과 건강증진 교육지침서

대동맥류는 대동맥의 동맥경화가 진행되면서 동맥벽의 약한 부분이 혈액의 압력을 받아 혹처럼 부풀어 오른 상태를 말한다. 이를 방치하면 혹은 서서히 커져 혹의 벽은 점점 얇아진다. 이후 견디지 못하게 되었을 때 파열되어 출혈을 일으킨다. 출혈 부위가 대동맥이기 때문에 대량 출혈이 될 때가 많아 죽음에 이를 확률이 높다. 초기 단계에서는 증상이 없을 때가 많지만, 진행되면 음식을 삼키기 힘들고(연하 장애) 성대의 신경이 압박을 받아 쉰 목소리가 나오는 등의 증상이 생긴다.

대동맥 해리는 대동맥의 벽에 균열(내막 균열)이 생겨 혈관벽의 중막 내부에 혈액이 흘러들어 가는 병이다. 급성 대동맥 해리는 가슴이나 등을 방망이로 얻어맞는 듯한 심한 통증을 느끼며, 쇼크 상태에 되는 경우도 적지 않다.

폐색성 동맥경화증은 복부 대동맥에 이어 주로 허벅다리나 장딴지 등 다리 부분에서 동맥경화가 일어나 혈액의 순환이 나빠지는 병이다. 직접적인 원인은 혈관이 좁아진 곳에 콜레스테롤 등이 부착되는 증상으로, 죽상경화라고도 한다. 이 병은 중년 남성 흡연자에게 많으며, 여성 환자는 전체의 10% 이하이다. 폐색성 동맥경화증을 일으킨 사람은 다른 동맥도 동맥경화에 걸렸을 확률이 높아 협심증이나 심근경색, 뇌졸중, 복부 대정맥류 등의 병이 함께 발병하는 경우가 많다.

대사증후군

④지방간

간장에 중성지방이 과도하게 쌓인 상태를 지방간이라고 한다. 건강한 사람의 간장에서 중성지방이 차지하는 비율은 평균 3~5%인데, 이것이 30%가 넘으면 지방간으로 진단된다. 내버려두면 만성 간염에서 간경변, 간암으로 발전할 위험성이 있다.

지방간의 3대 원인으로는 비만과 과도한 음주, 당뇨병이 꼽히는데, 최근에는 술을 전혀 마시지 않는데도 지방간이 되는 '비알코올성 지방간'이 급증하고 있다.

먼저 주의해야 할 것은 내장지방이다. 지방 조직에서는 유리지방산이 방출되는데, 내장지방은 간장과 아주 가까이 있기 때문에 유리지방산이 대량으로 간장에 흘러들어온다. 간장은 들어온 유리지방산을 중성지방으로 바꾼 뒤 VLDL이라는 리포단백질에 흡수시켜 혈액 속으로 보낸다. 그런데 간장의 처리 한도 이상으로 유리지방산이 흘러

현대인의 지방과 건강증진 교육지침서

들어오면 VLDL을 필요한 만큼 만들어내지 못해 중성지방이 쌓이고 만다. 이것이 지방간의 원인이다.

또 한 가지 커다란 문제는 당뇨병이 지방간의 원인이 된다는 사실이다. 당뇨병의 원인인 혈당치의 상승은 인슐린의 작용을 나쁘게 하는 인슐린 저항성과 깊은 관계가 있다. 인슐린 저항성이 일어나면 포도당의 처리가 진행되지 않기 때문에 혈액 속에 당이 넘쳐난다. 그렇게 되면 당은 간장에도 대량으로 운반되어 중성지방으로 변하는데, 한도를 넘으면 간장에 축적되어 지방간을 일으킨다. 즉 내장지방과 인슐린 저항성, 고혈당이 서로 밀접하게 관계하면서 지방간을 일으키는 것이다. 대사증후군의 무서움을 여기에서도 알 수 있다.

또 과도한 음주는 간장의 분해·처리 기능을 저하시킨다. 그렇게 되면 중성지방의 처리도 늦어져 간장 속에 축적되기 쉬우므로 지방간의 위험성이 높아진다.

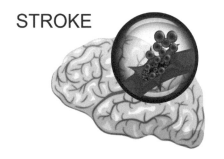

대사증후군

⑤ 고뇨산혈증(통풍)

통풍은 병명처럼 '바람만 불어도 아프다.'는 증상이 나타난다. 통풍은 혈액 속에 요산이라는 물질이 지나치게 많아지면서 혈액 속에서 채 녹지 못한 채 관절 부분에 쌓여서 일어난다. 혈액 속의 요산치가 높은 상태를 '고뇨산혈증'이라고 한다. 관절에 쌓인 요산은 바늘 모양으로 결정화되기 때문에 통각 신경을 강하게 자극한다. 동시에 요산의 결정을 없애려고 백혈구가 공격하기 때문에 관절에 염증이 생기며, 이것이 복합되어 격렬한 통증의 원인이 된다.

통풍, 고뇨산혈증과 비만의 확실한 인과관계는 정립되지 않았지만 원인 중 하나가 비만임은 확실하다. 비만에 걸리면 요산을 제어하는 신장의 활동이 저하되어 요산의 배출이 억제된다는 사실이 있기 때문이다. 이를 뒷받침하듯이 비만에 걸린 사람의 요산 수치는 정상 체중인 사람보다 높으며, 비만을 해소한 순간 요산 수치가 크게 감소한다

현대인의 지방과 건강증진 교육지침서

는 사실도 확인되었다.

또 인슐린 저항성도 요산 수치의 상승과 관계가 있는 것으로 생각된다. 인슐린 저항성이 일어나면 요산을 합성하는 작용을 하는 효소가 활성화되어 요산이 증가한다고 생각되기 때문이다.

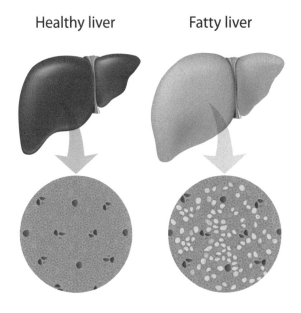

대사증후군

⑥수면무호흡증후군

일반적으로 수면 중에 10초 마다 호흡정지가 나타나고 이 상태가 7시간 수면 중 30회 이상 나타날 때 수면무호흡증후군이라 한다.

코를 고는 것은 간단히 말해 수면 중 호흡 장애다. 중증이 되면 몸 속으로 공급되는 산소의 양이 감소하기 때문에 몸은 만성적인 산소 부족에 빠져 몸과 마음에 각종 영향을 끼친다. 또 코골이가 심해져 수면무호흡증후군을 일으킬 때가 있다. 이것은 병명 그대로 코를 골며 자는 중에 호흡이 멈추는 병이다. 중증이 되면 하룻밤에 약 500회나 호흡을 정지하거나 한 번 호흡을 정지하는 시간이 3분을 넘는 경우도 있다.

그렇게 되면 뇌는 밤새 극도의 산소 부족 상태에 빠져 충분한 휴식을 취하지 못한다. 그래서 낮에 심하게 졸음이 밀려와 회의 중에 꾸벅꾸벅 조는 것은 물론 졸음운전으로 충돌 사고의 원인이 된다. 실제로 수면무호흡증후군인 사람이 교통사고를 일으킬 확률은 건강한 사람보다 10배나 높다고 알려졌다.

또 수면 중 무호흡으로 산소가 부족함에 따라 심장은 최대한 많은 산소를 온몸에 공급하고자 무리하기 때문에 이것이 부담으로 작용하여 심근경색이나 부정맥 등의 중대한 질환을 일으킬 위험성이 높아진다.

수면무호흡증후군의 원인은 여러 가지가 있는데, 가장 신경을 써야 하는 것은 비만이다. 특히 턱이나 목 주위에 지방이 붙은 사람은 안쪽도 똑같은 상태가 되기 때문에 공기가 지나가는 길인 기도의 상부가 좁아진다. 그런 사람이 똑바로 누워서 자면 목 내부의 부드러운 부분이 중력에 따라 아래로 가라앉기 때문에 기도가 더욱 좁아진다.

만약 잠을 잘 때 코를 심하게 곤다면 무호흡 증상이 없는지 같이 자는 사람에게 확인을 부탁하고, 심하다면 전문의의 치료와 동시에 비만을 해소하기 위해 체중을 줄이고 금주, 금연 등 예방을 위해 노력하는 것이 매우 중요하다.

건강진단의 필수성

내장지방형 비만이 걱정되는 사람, 과거의 건강진단 수치를 볼 때 대사증후군이 의심되는 사람은 식사나 운동 등의 생활습관을 재검토해 개선하려 노력하는 것이 무엇보다 중요하다. 그것도 조급하게 일주일이나 한 달 만에 효과를 보려고 하지 말고 장기적인 목표를 정해 꾸준히 노력하는 것이 중요하다.

또 동시에 반드시 지켜야 할 사항이 있다. 1년에 한 번씩은 필수적으로 건강진단을 받는 것이다. 직장에서 정기 검진을 받는 사람은 괜찮지만 그렇지 않은 사람은 몇 년 동안 건강 검진을 받지 않는 경우가 많다. 그렇게 되면 자신의 건강 상태를 객관적으로 파악하기가 매우 어려워진다. 예를 들어, 대사증후군에 관해 아무리 많은 지식을 쌓아도 스스로 수치를 측정할 수 있는 진단 기준은 허리둘레와 혈압 정도다. 중성지방 수치나 혈당치를 측정하는 건강진단을 받지 않고서는 예방, 개선이 불가능하다.

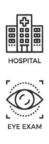 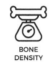 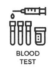 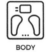

| HOSPITAL | DOCTOR | ELDERLY | BLOOD PRESSURE | BODY WEIGHT | HEIGHT |

| EYE EXAM | BONE DENSITY | BLOOD TEST | BLOOD GROUPING | PHYSICAL EXAMINATION | VITAL SIGN |

     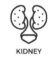

| COMPLETE BLOOD COUNT | FASTING BLOOD SUGAR | HBA1C TEST | LIPID(FAT) PROFILE | GOUT | KIDNEY |

| LIVER | THYROID | HEPATITIS | CANCER SCREENING | URINE EXAMINATION | STOOL EXAMINATION |

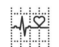 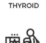

| ELECTROCARDIOGRAM | EXERCISE STRESS TEST | CHEST X-RAY | ULTRASOUND | DIGITAL MAMMOGRAM | PAP SMEAR/ PELVIC EXAM |

   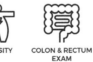

| DIABETES SCREENING | PROSTATE CHECK | OBESITY | COLON & RECTUM EXAM | HEART | DENTAL |

제3장

'지방'과 운동

현대인의 지방과 건강증진 건강교육 지침서
health promotion·health education guide

운동과 지방

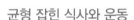

균형 잡힌 식사와 운동

균형 잡힌 영양은 에너지의 생산과 신체의 발달 및 회복을 위해 매우 중요하다. 균형 잡힌 식사란 건강한 신체를 유지하는 데 요구되는 모든 필수적인 영양소를 공급한 식사를 말하며, 어떠한 필수 영양소라도 지나치게 많게 또는 적게 섭취한다면 건강에 문제를 유발한다.

과거에는 영양소의 섭취 부족으로 인한 빈혈이나 괴혈병 등이 사회적 문제였지만, 현대에는 과다한 칼로리 섭취로 발생되는 비만 그리고 내장지방으로 발생되는 합병증이 주요 문제이다. 체내에 지방이 쌓이는 것을 예방하고 연소시키기 위해 신체 대사를 원활하게 하는 운동도 매우 필수적이다. 균형 잡힌 식사와 운동 이 두 가지가 병행될 시 체지방 관리를 효율적으로 할 수 있는 것이다.

인체에는 약 600개 이상의 골격근이 있으며, 때문에 가장 에너지를 많이 소비하는 것은 운동에 기여되는 '골격근'이다. 그런데 운동 부족으로 이 근육들의 활동이 없다면 자연스레 칼로리 소비가 적어져 남은 에너지가 내장 주변과 복막의 일부분인 장간막에 축적된다. 이 지방이 인체에 각종 위험한 문제를 일으키는 바로 내장지방이다.

내장지방과 피하지방

흔히들 내장지방을 빼려면 상당한 시간이 필요하고 어렵다고 인식하고 있는데 사실 피하지방에 비해 수월하게 관리할 수 있는 것이 바로 내장지방이다. 장간막에는 지방세포 안으로 들어가 지방을 분해하는 효소와 호르몬이 유입되는 수많은 혈관이 지나가기 때문에 지방 분해가 수월하기 때문이다. 또 균형 잡힌 운동을 하면 분해된 내장지방이 유리지방산이 되어 혈액 속으로 유입돼 다시 에너지로 소비된다. 이에 비해 피하지방이 축적된 피부 밑에는 모세혈관이 아주 적게 분포하므로 운동에 따른 지방 감량 효과가 내장지방보다 미비하다. 즉 혈관이 발달되고 많이 있는 부분일수록 지방 연소가 빠르다.

현대인의 지방과 건강증진 교육지침서

인슐린 저항성과 고혈압

운동의 효과는 건강증진에 있어 전방위적으로 효과적이다. 여기서 설명하고 싶은 부분은 인슐린 저항성과 고혈압을 개선시키는 부분이다.

인슐린 저항성이란 혈당을 낮추는 인슐린 기능이 떨어져 세포가 포도당을 효과적으로 연소하지 못하는 현상이다. 운동을 통해 인슐린 저항성이 개선되면 중성지방의 분해효소 합성이 활발해져 중성지방을 감소시킨다. 이러한 과정을 통해 혈액 속 포도당이 에너지로 소비되기 때문에 당뇨병도 자연스레 치유된다.

또 인슐린 저항성의 개선은 교감 신경의 긴장을 완화함과 동시에 신장의 과도한 나트륨 흡수를 억제하기 때문에 고혈압 개선 효과도 기대할 수 있다. 실제로 당뇨병 환자나 고혈압 환자에게 걷기운동을 꾸준하게 시켰더니 혈압 강하 효과와 인슐린 저항성 개선 효과가 나타났다는 연구결과가 있었다.

이와 같이 내장지방의 효율적인 감소뿐만 아니라 생활습관병을 개선하려면 전문가와 함께 나에게 맞는 운동과 방법을 확인 받는게 필요하다. 만약 여러분이 내장지방형 비만이고 대사증후군으로 진단되었다면 당장 운동을 시작해야 한다.

유산소 운동과 지방

유산소 운동과 지방 연소

"지방을 태우려면 유산소 운동이 효과적이다."란 말은 건강에 관심이 높은 사람이라면 한 번쯤은 들어봤을 것이다. 이 말은 사실이다. 효율적으로 산소를 받아들여 중성지방을 연소시키는 유산소 운동에는 걷기, 철인3종경기, GX(Group exercise), 줄넘기 등이 대표적이다.

유산소 운동이라는 것은 말 그대로 호흡을 수없이 반복하며 체내에 산소섭취를 하는 운동이다. 체내에 충분한 산소를 받아들이는 운동을 계속하면 근육이나 간장에 축적되어 있는 중성지방과 글리코겐이 에너지원으로서 사용되어 보다 효율적으로 연소된다.

언급했듯이 내장지방의 축적을 예방·해소하기 위해 운동은 매우 중요하다. 하지만 개인별 체력조건에 맞게 운동을 하는 것이 더 중요하다. 예를 들어 효과가 입증된 간헐적 운동이라 할지라도 본인의 체력 수준을 벗어난 운동이 지속될 시 오히려 그런 운동은 심장과 근육, 관절 등에 과도한 압력과 부담을 주어 근육 염좌나 관절염 등의 역효과를 일으킨다.

운동의 강도

유산소 운동의 기준은 각각 다르지만 본인의 최대 산소 섭취량의 60~70%에 달하는 강도로 본다. 그러나 최대 산소섭취량을 조사하려면 전문적인 검사가 필요하므로 본인이 쉽게 파악할 수 있고 부담없이 즐기면서 할 수 있는 최적의 운동과 강도를 알아둘 필요가 있다. 심장이나 폐에 과도한 부담을 느끼지 않고 '즐기며 할 수 있는 정도의 운동'을 기준으로 매일 30~40분 동안 운동하는 것을 목표로 하는 것이 가장 바람직하다.

노인(만 65세 이상)들은 관절이나 심폐에 무리가 가는 운동은 반드시 피하고 매일 가벼운 걷기운동이나 수중운동 등을 권장한다. 무엇보다 자신의 체력에 맞춰 절대 무리하지 않으면서 운동하는 습관을 기르는 것이 핵심이다.

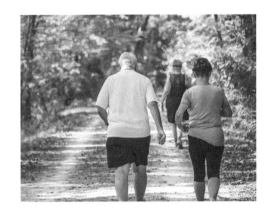

권장운동 : 걷기운동

걷기운동 방법과 효과

유산소 운동으로 권장하는 운동은 바로 걷기운동이다. 빨리 걷기는 연령층은 막론하고 누구나 할 수 있는 대표적인 유산소 운동이며, 다양한 생활습관병의 예방과 개선에 뛰어난 효과를 발휘하는 운동으로 손꼽힌다.

걷기운동의 효과를 위해서는 최소 6개월 이상 꾸준히 할 것을 권장한다. 6개월을 넘어 1년 정도 계속하면 건강증진이 극대화됨은 물론 일상생활에서 체력이 향상되었음을 확실히 느낄 것이다.

'걷기는 하루 1만 보' 또는 만보기 등 걷기운동이 마치 1만 보 이상은 걸어야 효과가 있다는 말을 들어봤을 것이다. 그러나 사실 그렇게까지 할 필요는 없다. 가령 처음 시작하는 이라면 하루 20~30분 정도, 약간 숨이 찰 정도의 속도로 걸을 것을 권장한다. 일주일에 적어도 세 번 이상 빨리 걸으면 체내에 축적된 지방은 확실히 연소된다.

체력이 향상됨에 따라 서서히 걷는 시간과 거리 등 강도를 점진적으로 올려가면 된다.

허리나 무릎이 통증이 있는 등 걷기에 제한이 있다면 무리하게 걷기보다는 몸의 부담이 적은 수중 아쿠아로빅이나 가벼운 수영 그리고 자전거타기 등 전문가에게 체크받고 자신의 몸 상태에 맞는 운동을 권장한다. 식사와 마찬가지로 과하거나 잘못된 운동은 오히려 신체에 해를 끼친다.

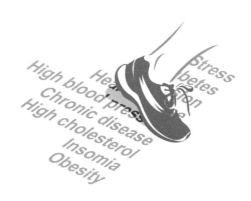

무산소 운동(웨이트 트레이닝)과 지방

기초대사량의 중요성

지방을 연소시키기에 유산소 운동의 효과는 당연 중요하지만 이와 동시에 대흉근, 대퇴사두근, 복근이나 배근 등 신체의 큰 근육 및 온몸의 근육을 단련해 살이 잘 찌지 않는 체질을 만들 필요가 있다. 웨이트 트레이닝을 통한 근육량 증가는 에너지 소비가 효율적이고 지속적으로 이뤄지는 기초대사량의 증가를 불러오기 때문이다.

기초대사량이란 생체활동을 위해 소비되는 에너지의 양을 말한다. 더 자세히 보면 우리가 휴식상태에도 호흡을 비롯해 심장, 위, 장, 뇌 등의 신체의 장기는 끊임없이 일을 하며, 근육도 수축과 이완을 반복하는데 이러한 휴식 상태의 에너지 소비량을 휴식대사율(Resting metabolic rate)이라고도 한다. 이러한 에너지 소비가 전체의 약 60~70%에 차지한다. 식사 시 소비되는 에너지량이 10% 정도이니 운동을 통한 에너지 소비량은 나머지 약 20~30%인 셈이다. 이렇게 보면 기초대사량을 향상시키는 것이 에너지의 효율적인 소비를 증대시켜 불필요한 지방축적을 예방하는 최고의 방법이다.

기초대사량과 근육량

　기초대사량에는 연령차가 있다. 일반적으로 남성은 15~17세, 여성은 12~14세에 정점을 맞이하며, 그 후에는 서서히 감소한다. 또 기초대사량에는 개인차도 있다. 그 커다란 원인은 지방량은 뺀 몸무게(제지방체중), 즉 개인의 근육량에 차이가 있기 때문이다. 근육세포는 활동적이며 활발하게 에너지를 소비하기 때문에 근육량이 많을수록 기초대사량은 증가한다. 간단히 말해, 몸을 단련한 근육질의 운동선수와 내장지방과 피하지방이 잔뜩 있는 사람을 비교하면 당연히 운동선수의 기초대사량이 더욱 많다.

　그러므로 내장지방을 연소시키기 위해 유산소 운동을 매일 하는 한편으로 복근과 배근 등을 단련하는 간단한 근력운동을 실천하면 그 운동 자체로 내장지방을 퇴치할 뿐 아니라 운동으로 증가한 근육이 기초대사량을 높여 살이 잘 찌지 않는 몸으로 만들어 주는 것이다.

　자신의 체력과 근력에 맞춰 유산소 운동과 무리 없는 근육 운동을 조합하자. 다만 근력이 저하된 사람이나 고혈압이 있는 사람은 일단 의사와 상담하고 시작하기 바란다.

무산소 운동(웨이트 트레이닝)의 역효과

위험한 무산소 운동

100m 달리기나 도약 혹은 역도와 같은 종류의 운동은 순발력으로 하는 운동으로 운동 시 거의 호흡을 하지 않는다. 빨리 걷기나 수영, 자전거 타기처럼 호흡하면서 하는 운동을 '유산소 운동'이라고 하는 한편 호흡을 하지 않는 운동은 '무산소 운동'이라 하는데, 무산소 운동은 내장지방 연소에는 많은 도움이 되지 않는다.

운동을 해도 산소가 충분히 공급되지 않으면 소비한 에너지의 유산이 제대로 분해되지 않아 원래 알칼리성이여야 할 혈액이나 세포 안팎의 체액이 산성을 띤다. 그러면 심장 박동이 빨라지며 근육이 경직되거나 격렬한 권태감이 찾아올 수 있다. 이러한 상태는 인간의 생리 기능이 이상이 일어나는 증상으로, 무산소 운동이 심할 시에는 횡문근융해증(Rhabdomyolysis) 등 생명이 위험해질 수도 있다. 또 운동 중에 산소의 공급 부족은 몸속 지방이 에너지로 변환되지 못하고 그대로 남기 때문에 무산소 운동은 내장지방 연소에 적합한 운동이 아니다.

운동 주의사항

컨디션 체크

 현대사회의 몸짱 열풍에 따라 '당장 오늘부터 운동을 시작하겠어!' 라고 결심하는 사람들이 주위에 많다. 처음에는 누구나 의욕에 넘치기 마련이다. 하지만 많은 사람들이 취업 이후로는 장기간 지속적인 운동을 하지 않는다. 오랜 시간 운동을 하지 않았다면 의욕을 앞세우기보다는 점진적으로 자신에게 맞는 운동량을 늘려가는 것이 좋다.

 운동을 하지 않던 사람이 갑자기 무리를 하면 무릎, 허리, 발목 등의 관절에 생각지 못한 부담이 가면서 부상의 원인이 된다. 특히 노인일 경우는 먼저 전문가를 찾아가 의학적인 심장병이나 요통 등 내외과적 질환이 없는지 검사를 받고 시작하길 권장하며 무엇보다 여러분의 신체상태와 체력조건에 맞는 운동의 종류와 운동강도 등 전문가의 트레이닝을 통해 조언받는 것이 좋다.

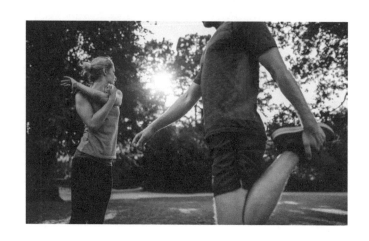

　운동을 정기적으로 지속하면 효과가 급증된다. 그러나 운동의 효과를 극대화하기 위해 무리하거나 억지로 하는 것은 금물이다. 컨디션이 나쁠 때 하는 무리한 운동은 백해무익하다. 감기 증세가 있을 때, 잠이 부족할 때, 음주로 인해 숙취가 있는 날에는 운동을 중지하는 결단과 절제가 건강증진 및 관리에 매우 중요하다. 또한, 운동 중에 가슴 두근거림이나 무기력감, 눈 떨림 등을 느낀다면 즉시 운동을 멈추고 휴식해야 한다.

공복 운동의 위험성

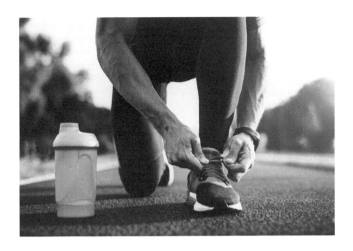

걷기운동과 같은 가벼운 강도의 운동이라 할지라도 공복 시에는 운동을 반드시 피하며 자주 수분을 보충해야 한다. 또 당뇨 환자라면 운동 중에 저혈당이 될 수도 있으니 운동을 시작하기 전에 포도당 캔디, 초콜릿, 바나나 등을 준비하는 철저한 주의가 필요하다.

목, 어깨, 허리, 골반, 허벅지, 장딴지, 발목 등의 동적인 스트레칭을 충분히 하는 등 준비운동을 반드시 해야 부상을 예방할 뿐 아니라 혈액 순환을 촉진시켜 본 운동 시에 효과가 더욱 높아진다.

본 운동 이후 마무리운동 또한 준비운동만큼 중요하다. 이는 근육에 쌓인 젖산 피로를 빠르게 회복해 다음 날 좋은 컨디션으로의 회복에 도움이 된다.

제**4**장

'지방'과 식사

현대인의 지방과 건강증진 건강교육 지침서
health promotion·health education guide

영양섭취의 중요성

패스트푸드와 편식의 위험성

현대인들은 인스턴트를 애용하고 편식을 하는 사람이 적지 않다. 거리를 둘러보면 패스트푸드점은 주변에 넘쳐날 뿐만 아니라 유명한 셰프의 음식점이나 언론에 소개된 레스토랑 등도 맛집 열풍으로 북새통을 이루고 있다. 여기에 편의점이 여기저기에 생겨나면서 24시간 언제나 컵라면과 도시락 등을 쉽게 구할 수 있게 되었다. 하루 세 끼 중 적어도 한 끼는 항상 패스트푸드점에서 햄버거나 편의점 도시락 등으로 해결하며 직장인들의 증가하는데 이러한 편식된 영양섭취는 건강관리에 있어 매우 위험하다.

불규칙한 식사 시간의 위험성

  현대인의 식사습관도 크게 변화하고 있다. 직장인들 중 일부는 저녁 10시 이후에 식사를 하거나 야식을 먹는 저녁형 인간이 증가하고 있다. 또 성인은 물론 학생들도 아침 식사를 거르는 숫자가 눈에 띄게 늘고 있다.

  유아·초등학생 시기부터 '올바른 식사 태도'를 확립하는 것은 매우 중요하다. 이와 같은 포식, 편식, 불규칙한 식생활을 계속한다면 내장지방이 쌓이는 사람이 증가하는 것도 당연하다. 지금까지는 비만 방지의 초점이 '어떤 음식의 섭취를 줄이고 무엇을 많이 먹어야 좋을까?'에 맞춰져 있었지만, 이것은 그다지 의미가 없다. 그보다는 '언제, 어떻게 먹어야 하는가?'가 더 중요한 문제라고 할 수 있다.

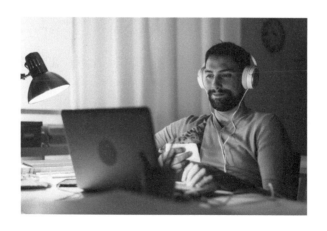

현대인의 지방과 건강증진 교육지침서

균형 잡힌 식사의 중요성

다이어트와 식사

건강은 음식에서 시작된다. 고칼로리에 불균형적 식사를 계속하면 결국은 내장지방형 비만에서 나아가 수많은 생활습관병으로 이어질 위험도가 높다.

영양 균형이 잡힌 식사란 어떤 것일까? 탄수화물과 단백질, 지질의 3대 영양소에 비타민과 무기질, 카로틴을 추가한 여섯 가지 식품군을 많은 식품재료에서 골고루 섭취하는 것이 중요하다. 이러한 식사를 계속하면 지질이나 당질의 과잉 섭취를 방지하는 동시에 에너지 섭취량을 줄여 비만을 막을 수 있다.

내장지방의 퇴치를 목적으로 다이어트를 할 때도 금식보단 균형 잡힌 식사를 해야만 건강하고 효과적인 다이어트가 가능해진다.

녹황색 채소 섭취의 중요성

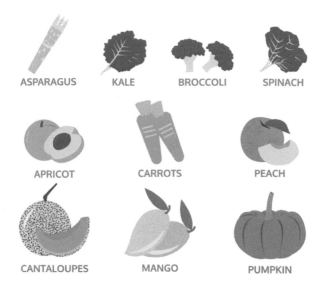

ASPARAGUS   KALE   BROCCOLI   SPINACH

APRICOT   CARROTS   PEACH

CANTALOUPES   MANGO   PUMPKIN

　균형 잡힌 식사의 간단한 출발은 평소 식사에 채소를 많이 올려놓은 것이다.

　그 예로 우엉과 무 등의 뿌리채소와 버섯류를 추가하면 변비를 방지하고 불필요한 콜레스테롤과 중성지방을 배출시켜 주는 식이섬유를 풍부하게 섭취할 수 있다. 또한 상추나 양배추가 주재료인 채소 샐러드에 토마토와 오이, 피망 같은 녹황색 채소를 더하면 지질이나 당질을 분해해 에너지로 만들어 주는 비타민류나 활성산소를 감소시키는 베타카로틴을 보충할 수 있다.

소식의 중요성

소식은 의학이 발전하지 않은 시대부터 내려온 '건강의 지혜'라고 할 수 있다. '많이 드세요' 라는 우리나라의 정서와 포만감을 행복이라 여기는 현대인에게도 그대로 적용된다. 특히 배가 부를 때까지 먹는 습관은 비만을 예방하는 데 큰 걸림돌이다. 항상 조금 모자란 듯 먹는 습관을 들이는 것이 중요하다.

사람의 위장의 크기는 평균적으로 1.3L~1.4L 정도이지만, 과식을 계속하면 위장 속의 공간은 점점 커진다. 그러면 많이 먹어도 포만감을 얻지 못하기 때문에 더 먹게 되고, 그 결과 위장은 더욱 커지는 악순환이 반복된다. 여기에 섭취 에너지량도 점점 증가하기에 불필요한 에너지가 지방으로 바뀌어 피부 밑과 내장에 붙는 것도 시간문제다.

히스타민

히스타민의 긍정적 작용

최근 현대인들의 즐겨찾는 프로그램 중 하나가 맛집 소개 또는 먹방이라 불리는 프로그램이다. 영상 속에 출연자들은 예외 없이 음식을 빨리 그리고 많이 먹는다. 하지만 이것은 비만 원인의 하나로 작용된다.

우리는 '꼭꼭 씹어서 천천히 먹으면 건강해진다.'라는 말을 자주 듣는다. 천천히 꼭꼭 씹는 식사를 하면 몸속에서 인슐린이 분비될 뿐 아니라 뇌에서 히스타민이라는 물질이 증가해 포만중추를 자극한다. 그 결과 적은 식사량으로도 포만감을 얻어 과식을 방지할 수 있다. 히스타민은 중뇌의 저작중추에서 분비되므로 꼭꼭 씹을수록 분비량이 늘어나 더욱 식욕을 억제하는 좋은 순환 고리를 형성한다.

앞서 언급했듯 지방세포에서 분비되는 렙틴이라는 물질도 식욕을 억제하고 에너지 소비를 촉진하는 작용을 하는데, 히스타민이 렙틴의 활동에도 관여한다. 꼭꼭 씹을수록 히스타민이 증가하고 렙틴도 활동해 식욕을 더욱 억제하게 해 주는 것이다.

또한 히스타민은 교감 신경을 활발히 활동시키는 작용도 한다. 장간막 주변에 붙어 있는 내장지방은 지방 중에서도 가장 교감 신경의 영향을 많이 받는다. 즉 교감 신경의 활동이 높아질수록 내장지방도 잘 분해 연소된다.

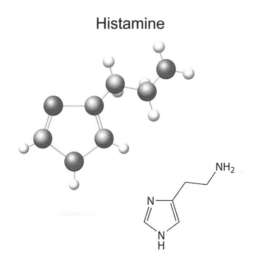

Histamine

저에너지 식품

하루 섭취량

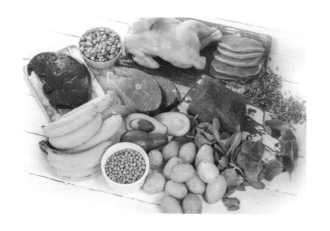

　비만이 되거나 내장지방이 쌓이는 커다란 원인 중 하나는 지금까지 설명했듯이 소모 대비 지나친 에너지 섭취다. 비만 예방하기 위해서는 먼저 자신에게 필요한 하루 적정 섭취량을 알고 그것을 넘지 않도록 식사량을 조절하는 것이 중요하다.

단백질과 탄수화물

　이미 살이 찐 사람, 내장지방이 잔뜩 붙은 사람은 역시 총 에너지량을 억제해야 효율적인 다이어트가 가능해진다. 단백질을 섭취할 때는 에너지량이 많은 동물성보다는 식물성 단백질을 섭취하도록 한다. 여기에 단백질과 탄수화물(당질)을 합하면 위장이 소화, 분해, 흡수하는 과정에서 가장 많은 에너지가 소비된다. 단백질만 먹기보다 탄수화물을 조금 함께 먹는 편이 에너지 소비가 높아지기 때문에 다이어트에는 더 효과적이다.

　식이섬유도 꼭 필요하다. 특히 수용성 식이섬유는 불필요한 콜레스테롤을 흡수해 몸 밖으로 배출하는 작용을 하며, 그 밖에 수분을 빨아들여 부피가 커지므로 포만감을 느낀다는 장점도 있다. 버섯과 콩류, 해조류 등 저에너지에 식이섬유가 많은 식품은 비만 방지의 좋은 작용을 한다.

저탄수화물과 내장지방

사실 몸에 지방을 축적시키는 원인이 되는 것은 지질보다는 탄수화물이다. 우리가 탄수화물을 섭취하면 소화 흡수 단계에서 포도당으로 분해되어 에너지로서 온몸에 운반된다. 그리고 혈액 속의 포도당(혈당)이 증가하면 췌장에서 인슐린이라는 호르몬이 왕성하게 분비되어 포도당을 에너지로 바꾸고, 주로 간장이나 근육, 혈액 속 등에 글리코겐으로서 저장된다.

몸은 이렇게 해서 축적된 글리코겐을 필요할 때 에너지로 사용하는데, 사용되지 않은 채 남아 버린 에너지가 있으면 그 분량은 전부 중성지방으로 변해 피하지방이나 내장지방이 되어 몸속에 쌓인다.

지방보다는 탄수화물이 주 에너지원으로 사용되며 남은 분량이 체지방으로 축적되기도 더 쉽다. 그래서 추천하는 방법이 저탄수화물 식단이다. 이것은 하루 식사에서 밥이나 빵, 면류, 과자류 등에 들어있는 탄수화물의 섭취량을 줄임으로써 비만을 개선하는 방법이다.

식사에서 탄수화물의 섭취량을 줄이면 몸속의 혈당 증가가 억제되어 인슐린 분비량이 감소한다. 그리고 한편으로 몸속에 저장되었던 에너지의 소비를 촉진하는 글루카곤이라는 호르몬이 풍부하게 분비되는데, 이것이 몸속의 지방을 효율적으로 연소시켜준다. 따라서 내장지방형 비만을 방지하거나 개선하는 최고의 식단은 저탄수화물 식사법에 있다.

지방 섭취의 필요성

포화지방산

 최근에는 지방을 비만의 강력한 요인으로 잡고 있다. 그러나 지방
도 생명을 유지하기 위한 필수 에너지원이며 몸의 세포와 조직을 구
성하는 데 꼭 필요한 요소다.

 지방을 구성하는 지방산은 크게 두 종류로 나뉜다. 고기와 버터 등
동물성 지방에 많은 포화지방산과 어류, 식물 등에 많이 들어 있는
불포화지방산이다. 포화지방산을 과하게 섭취하면 중성지방과 콜레스
테롤이 증가해 각종 생활습관병을 유발한다고 알려져 있지만, 그래도
몸의 기능을 유지하는 데 꼭 필요한 영양소이기에 적정량을 조절해야
한다.

어패류와 지방

 등푸른 생선 등의 어류에는 DHA(Docosahexaenoic acid)와 EPA(Eicosa-pentaenoic acid)라는 불포화지방산이 풍부하게 들어 있어서 중성지방 수치와 콜레스테롤 수치를 내려 주고 혈전을 용해시키는 효과도 있다. 한편 두부나, 된장 같은 콩류 제품에는 사람의 몸에서 합성하지 못하는 리놀산이라는 필수 지방산이 들어 있다. 리놀산에는 혈압 안정 효과가 있으며, 콜레스테롤의 분해에 도움이 될 뿐 아니라 식물 섬유와 칼륨도 풍부하기 때문에 중성지방의 흡수를 억제하는 효과도 기대할 수 있다.
 이처럼 지방도 다양한 역할을 한다. 따라서 비만을 예방하고 개선하려면 무조건 지방분의 섭취를 끊으면 된다고 단순하게 생각해서는 곤란하다. 그보다는 지방분이 부족해졌을 때 몸이 입게 될 폐해가 더 크다.

유제품 섭취

비타민과 칼슘

다이어트 식단에는 특히 하나의 영양이라도 빠지지 않도록 영양 섭취의 균형에 신경을 써야 한다. 그중에서도 칼슘이나 비타민류는 부족하면 머리카락이 빠지거나 정신이 불안정해지며 뼈가 약해지는 등 몸에 심각한 피해를 줄 수 있다.

그렇기에 무지방에 단백질과 칼슘이 풍부한 탈지유를 추천한다. 탈지유는 우유에서 지방이 빠지고 단백질과 칼슘이 풍부하며 하루에 한 숟가락 정도 섭취하는 것이 좋다.

유제품

유제품은 식사만으로는 부족해지기 쉬운 영양소를 보충할 수도 있다. 다만 먹는 양을 조절하고, 스낵과 케이크 종류는 피해 우유, 탈지유, 치즈, 요구르트 같은 유제품 섭취나 비타민류가 많은 과일을 먹도록 하자. 설탕이 많은 과자도 완전히 배제할 필요는 없다. 특히 업무 등으로 피곤할 때나 육체노동을 했을 때는 우유나 소량의 단 과자 등을 함께 먹으면 좋다. 언제나 중요한 것은 금식보단 적당량의 영양 섭취다.

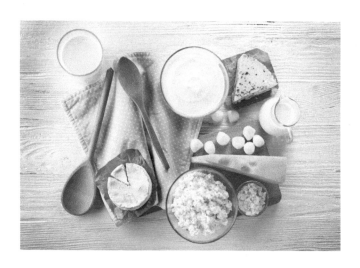

채소, 해조류, 콩류 제품의 섭취

비타민 B2

아무리 먹어도 살찌지 않는 몸이 되고 싶다는 것은 모든 사람들의 소망이다. 안타깝게도 이것은 불가능하다. 하지만 채소와 해조류, 콩류 제품 등은 많이 먹어도 살이 찔 염려가 없으며, 적극적으로 섭취할수록 '지방이 잘 쌓이지 않는 몸'에 가까워질 수 있다.

채소와 해조류는 비타민이나 미네랄, 식물 섬유를 풍부하게 함유하고 있어 건강 유지에는 빼놓을 수 없는 식품이다. 또 콜레스테롤을 낮추는 리놀산이 들어 있는 콩류 제품도 매일 먹으면 좋은 식품인데, 지방이 잘 쌓이지 않는 몸을 만들어준다.

비타민B2는 탄수화물이나 지질의 대사를 촉진해 에너지로 바꾸는 효소의 작용을 돕는 영양소다. 그러므로 다이어트에 성공하고 살이 잘 찌지 않는 체질을 만들려면 꼭 필요한 비장의 카드라고 할 수 있다.

식이섬유

다이어트에 성공하려면 '영양이 없는 영양소'라고 부르는 식이섬유가 꼭 필요하다. 식이섬유는 식물성 식품에 들어 있는 성분 중 하나로, 사람의 소화 효소로 분해되지 않고 변을 잘 나오게 하며 유해 물질과 불필요한 콜레스테롤을 흡수해 몸 밖으로 배설하는 일을 한다. 이 때문에 동맥경화와 당뇨병, 대장암, 고지혈증 등의 예방과 개선에 효과가 있다.

또 식이섬유는 수분을 흡수해 부피가 커지기 때문에 섭취하면 위 속에서 부풀어 포만감을 주므로 그만큼 에너지 과잉 섭취를 방지한다는 장점이 있다. 즉, 다이어트 시 식이섬유를 많이 섭취하면 공복감을 느끼지 않으면서 식사량과 간식 섭취량을 줄일 수 있다.

과당

 과당은 소화 효소로 그 이상 분해할 수 없는 당(당질의 최소단위, 즉 단당류)으로, 포도당이나 과일에 많이 들어 있으며 단맛이 그다지 강하지 않다는 특징이 있다. 자당은 포도당과 과당이 결합한 당(이당류)으로, 설탕의 주성분이며 설탕과 거의 같은 의미로 사용된다.

 이러한 당은 밥 등에 들어 있는 다당류보다 흡수가 빠르고 몸속에서 지방이 되기 쉽다. 즉 밥을 적게 먹어도 설탕이나 과당이 들어 있는 주스나 청량음료를 많이 마시면 지방이 쌓인다.

 주스뿐 아니라 오렌지, 포도, 사과 같은 과일도 너무 많이 먹으면 내장지방을 쌓는 원흉이 되니 충분한 주의가 필요하다. 참고로 100% 과즙주스나 믹스 커피는 엄청난 분량의 당분이 들어 있다.

음료

일단 우선적으로 물을 자주 마시는 게 가장 좋다. 하지만 다이어트 운동을 할 때, 수분을 보충하기 위해 스포츠음료를 마시는 사람이 많을 것이다. 이 스포츠음료에는 염분이 많기 때문에 물도 병행해서 마시길 권장하다.

반면 녹차나 커피, 홍차는 모두 에너지가 없고 카페인을 함유하고 있는데, 카페인은 신진대사를 높이며 체지방을 줄이는 작용을 하므로 다이어트에 일부 도움이 된다.

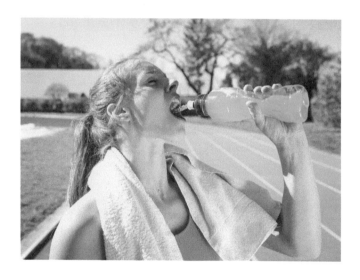

염분의 과잉 섭취

저염식단의 중요성

'염분의 과다 섭취는 건강에 해롭다.', 소금을 사용하지 않고 염분 섭취를 줄이는 인식이 확산되며 저염 식단의 중요성이 부각되고 있다. 염분의 과잉 섭취는 고혈압과 동맥경화, 심장 질환, 뇌졸중 등의 생활습관병을 일으키는 주요 요인이기에 당연한 사항이다. 또 이와 동시에 비만을 예방·개선한다는 의미에서도 염분 섭취는 줄이는 것이 좋다. 간이 강한 요리는 필요 이상으로 식욕을 자극해 밥 등 주식의 섭취량을 늘리며, 이것은 과다한 칼로리 섭취로 비만으로 직결된다.

참고문헌

- Anneken, David J., et al. Ullmann's Encyclopedia of Industrial Chemistry(2005), Weinheim: Wiley-VCH.

- Anne Waugh,Allison Grant,(인체생리학),학지사메디컬,2016

- Anneken, David J., et al. Ullmann's Encyclopedia of Industrial Chemistry(2005), Weinheim: Wiley-VCH.

- Bailey, Phillip S. Jr., Bailey, Christina A., Organic Chemistry(6th edition, 2000) Upper Saddle River, NJ: Prentice-Hall.

- Breuer, B., Stuhlfauth, T., Fock, H. P. (1987) Separation of Fatty Acids or Methyl Esters Including Positional and Geometric Isomers by Alumina Argentation Thin-Layer Chromatography. Journal of Chromatographic Science 25, 302–6.

- David L. Nelson, Michael M. Cox. Lehninger Principles of Biochemistry(6th edition, 2013), W. H. Freeman.

- Friedman, J.M. (2002) The function of leptin in nutrition, weight, and physiology. S1-S14.

- Hill, John W., Kolb, Doris K., Chemistry for Changing Times(9th edition, 2001) Upper Saddle River, NJ: Prentice-Hall.

- J.H., Mashayekhi, M.B., & Stare, F.J. (1954). Exercise, food intake, and body weight in normal rats and genatically obese adult mice. American Journal of Physiology, 177, 544-548

- Klok, M.D., Jakobsdottir, S., & Drent, M.L. (2007) Role of leptin and ghrelin in the regulation of food intake and body weight. Obes Rev 8, 21-34.

현대인의 지방과 건강증진 교육지침서

- Mark F. Bear, Barry W. Connors, Michael A. Paradiso. (2007) Neuroscience: Exploring the Brain(3rd edition, 2007) Lippincott Williams & Wilkins.

- McCance, Widdowson, The Composition of Foods(1991) Royal Society of Chemistry.

- Morton, G.J., Cummings, D.E., Baskin, D.G., Barsh, G.S., & Schwartz, M.W. (2006) Central nervous system control of food intake and body weight. Nature 443, 289-295.

- National Institutes of Health. (2000). The practical guide: identification, eualuation, and treatment of ouerweight and obesity in adults (NIH Publicatiom No. 00-4084). Washington, DC: U.S Department of Health and Human Sarvices.

- Ogden, C.L., Flegal, K.M., Carroll, M.D., & Johnson, C.L. (2002). Prevalence andtrends in overweight among US children and adolescents, 1999-2000. JAMA, 1728-1732.

- Oscai, L.B. (1973). The role of exercise in weight control. Exercise and Sport Sciences Reviews, 103-123.

- Poehlman, E.T. (1989). A review: Exercise and its influence on resting energy metabolism in man. Medicine and Science in Sports and Exercise, 21, 515-525.

- Seidell, J.C., Deurenderg, P. & Hautvast, J.G.A.J. (1987). Obesity and fat distribution in relation to health-Current insighhts and recommendations. World Review of Nutrition and Dietetics, 50, 57-91.

- SUSAN E, ADAM K, MYERS,(인체생리학),메디컬사이언스,2018

- Sims. E.A.H. (1976). Experimental obesity, dietart-induced thermogenesis and their clinical implications. Clinics in Endocrinology and Metabolism, 377-395.

- Stanitski, Conrad L., Pryde Eubanks, Lucy, Middlecamp, Cathrine H., et al., Chemistry in Context(3rd edition, 2000) New York: McGraw-Hill.

- Voet, Donald, Voet, Judith G.; Pratt, Charlotte W. Fundamentals of Biochemistry(2nd edition, 2006). John Wiley and Sons. p556.

- Zechner, R., et al. (2005) Lipolysis: pathway under construction. Curr Opin Lipidol 16, 333–340.

- 가토 마사토시, (하루 5분만 움직여도 고혈압은 낫는다), 더난출판사, 2018

- 강북삼성병원 당뇨병전문센터, (새로 만든 당뇨병 희망 프로젝트), 동아일보사, 2016

- 곽재욱, (콜레스테롤 딜레마), 신일북스, 2010

- 구도 가즈히코, (보이지 않아서 더 위험한 내장지방), 동도원, 2011

- 김종연,박원균, (알기 쉬운 인체생리학), 고문사, 2018

- 김태석, (당뇨·고혈압 완치 성공프로그램), 다문출판사,2015

- 남기선 (대사증후군 잡는 2·1·1 식단), 레시피팩토리, 2017

- 니나 타이숄스, (지방의 역설), 시대의창, 2016

- 대한당뇨병학회, (당뇨병학 5판), 범문에듀케이션, 2018

- 마커스 카이퍼스, 오우룡, (대사증후군 종합관리시스템 P-700)유토피아북, 2012

현대인의 지방과 건강증진 교육지침서

- 스티븐 시나트라·조니 보든, (콜레스테롤 수치에 속지 마라), 예문사, 2017
- 안홍열, (올바른 걷기 운동으로 당뇨병 기적의 완치), 예감출판사, 2018
- 야마다 요코, (뱃살 제로-내장지방과 한판 승부), 영진닷컴, 2003
- 오상우, (대사증후군), 청림Life, 2012
- 오야 야스시, (장 건강법), 넥서스, 2005
- 윤태호, (고혈압 산소가 답이다), 행복나무, 2017
- 이강이 외 3명, (인체생리학), 현문사, 2004
- 이강이, (인체생리학), 현문사, 2018
- 이지원·강남세브란스병원 영양팀, (대사증후군 식사 가이드), 싸이프레스, 2018
- 이타쿠라 히로시게, (콜레스테롤을 낮추는 29가지 습관), 태웅출판사, 2015
- 푸드 다이어트 연구소, (내 몸 안의 내장지방 다이어트), u-paper, 2016
- 허택, (대사증후군), 강, 2017
- 홍주영, (지방의 누명), 디케이제이에스, 2017